HAND
POWER
Otolaryngology

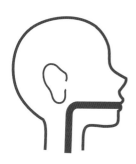

POWER
MANUAL
SERIES

이비인후과

군자출판사

POWER 이비인후과 핸드북 2nd ed.

첫째판 1쇄 발행 | 2010년 8월 10일
둘째판 1쇄 인쇄 | 2021년 2월 1일
둘째판 1쇄 발행 | 2021년 2월 10일

지 은 이 안회영
발 행 인 장주연
출판기획 조형석
책임편집 이예제
편집디자인 조원배
표지디자인 김재욱
일 러 스 트 유학영
제작담당 신상현
발 행 처 군자출판사(주)
　　　　　등록 제4-139호(1991. 6. 24)
　　　　　본사 (10881) **파주출판단지** 경기도 파주시 회동길 338(서패동 474-1)
　　　　　전화 (031) 943-1888　　팩스 (031) 955-9545
　　　　　홈페이지 | www.koonja.co.kr

ⓒ 2021년, POWER 이비인후과 핸드북 / 군자출판사(주)
본서는 저자와의 계약에 의해 군자출판사(주)에서 발행합니다.
본서의 내용 일부 혹은 전부를 무단으로 복제하는 것은 법으로 금지되어 있습니다.

* 파본은 교환하여 드립니다.
* 검인은 저자와의 합의 하에 생략합니다.

ISBN 979-11-5955-659-3
정가 20,000원

의사국가고시 | 레지던트시험 | 전문의시험 | 준비를 위한

HANDBOOK
POWER
Otolaryngology

머리말

이 책은 2005년 대한이비인후-두경부외과학회에서 제정한 이비인후과학 학습목표를 중심으로 의과대학에서 배워야 할 이비인후과학의 내용을 간추려 학습하게 하면서 학습한 내용을 효과적으로 정리하는 데 도움을 주려고 하였다. 의사국가고시 준비뿐만 아니라 레지던트 시험, 이비인후과 전문의 시험 및 각급 시험준비에 큰 도움이 될 것으로 기대한다.

의과대학 학생들의 이비인후과 학습을 돕기 위하여 2005년 대한이비인후과 학회에서 제정한 이비인후과 학습목표에 맞추어 2007년 기존의 국가고시문제들과 각 의과대학의 시험문제들을 수집하여 정리하였던 power 이비인후과학을 이번에 개정하였다. 지난 20여 년간 출제되었던 의사국가고시 문제들과 각 의과대학에서 이미 출제되었던 문제들을 수집 정리하였다. 1995년 출간 이래 계속 개정되어온 이비인후과 교과서 최신임상이비인후과학(2018 군자출판사)과 이비인후과 증상 및 질환 해설서인 속 시원하게 풀어보는 이비인후과질환(2020 군자출판사), Hand book power Minor(2015 군자출판사)를 참고하여 학습목표 내용을 요약정리하고, 최신지견을 반영하고, 문제 출제의도를 분석하고 알기 쉽고 이해하기 쉽도록 도표와 그림을 추가하였다.

개정판을 내는 데 도움을 준 군자출판사 편집부 직원들의 도움에 감사드리고 의과대학 학생들뿐 아니라 각종 이비인후과학 시험을 준비 중인 분들에게 많은 도움이 되기를 기대한다.

2021년 1월
안 회 영

목차

PART 1 귀

I 형태와 기능 ·· 1
II 이과적 진찰과 검사법 ·· 9
III 외이질환 ·· 29
IV 중이질환 ·· 37
V 내이질환 ·· 64

PART 2 코의 질환

I 형태와 기능 ·· 91
II 코질환의 중요한 증상 ·· 96
III 코질환의 진찰과 검사법 ··· 99
IV 코의 중요한 질환 ·· 104

PART 3 구강 및 인두질환

I 형태와 기능 ·· 139
II 구강 및 인두의 질환 ··· 144

PART 4 후두, 기관식도 및 경부질환

I 형태와 기능 ·· 167
II 중요한 증상 ·· 170
III 중요한 검사법 ·· 172
IV 후두, 기관식도, 경부 및 갑상선 질환 ························ 176

귀

형태와 기능
이과적 진찰과 검사법
외이질환
중이질환
내이질환

POWER OTORHINOLARYNGOLOGY

I. 형태와 기능

학습목표

1. 귀의 주된 두 가지 기능을 설명할 수 있다.
2. 외이, 중이, 내이를 구별하고 각 부분의 구조를 설명할 수 있다.
3. 외이도의 연골부와 골부의 해부학적 구분 및 차이를 설명할 수 있다.
4. 정상 고막의 표인점(landmarks)을 도해할 수 있다.
5. 고실 내 이소골의 배열을 설명할 수 있다.
6. 중이강(고실)의 중요한 구조물(이소골, 난원창, 정원창, 안면신경)을 식별할 수 있다.
7. 전정기관의 구조를 설명할 수 있다.
8. 외이도의 기능을 설명할 수 있다.
9. 음이 음원으로부터 내이까지 전도되는 두 가지 경로를 순서대로 설명할 수 있다.
10. 중이에서 음압을 증가시키는 기전(impedance matching mechanism)을 설명할 수 있다.
11. 이관의 기능을 설명할 수 있다.
12. 전정기관의 기능을 설명할 수 있다.

1. 귀의 해부

1) 외이, 중이, 내이를 구별하고 각 부분의 기능을 설명한다.

(1) 외이 : 이개, 외이도(귓바퀴의 연골-고막)로 구성

- 외이는 공명 현상을 일으키며, 고주파수 음의 증폭, 음원의 고저위치와 전후 위치에 관한 정보를 제공하고 이물질이 들어오지 않도록 보호하는 기능을 한다.

(2) 중이 : 고막, 이소골, 이내근으로 구성

- 측두골 내에서 점막으로 덮여 있고 공기로 채워진 하나의 공간으로서 외측은 고막에 해당하며, 내측은 와우의 기저회전부에 해당한다. 중이는 외이에서 전달된 소리 에너지가 내이로 전달되는 과정에서, 소리 에너지 전달의 효율성을 높여주는 기능을 한다.
  (3) 내이 : 달팽이관, 세 개의 반규관, 전정으로 구성
- 내이는 우선 소리를 받아들이는 기능을 함과 동시에 몸의 균형을 유지하는 기능을 한다.

2) 고실 내 이소골의 배열을 설명한다.
- 인체에서 가장 작은 뼈인 이소골은 망치 또는 해머 모양의 추골(malleus), 대장간에서 쇠를 두들기는 대 모양의 침골(incus), 승마의 발걸이 쇠와 비슷한 등골(stapes)로 되어 있다. 이소골들은 고막의 내측에 부착되어 있고 추골, 침골, 등골 순으로 관절에 의해 연결되어 있으며, 등골은 윤상인대에 의해 난원창(oval window)에 부착되어 있다.

3) 외이도의 연골부와 골부의 해부학적 구분 및 차이를 설명한다.
- 외이도의 외측 1/3은 연골부, 내측 2/3은 골부로 되어 있다.
- 연골부의 피부는 두껍고 신체부위와 마찬가지로 모낭, 피지선, 그리고 이구선 등이 있는 반면, 골부는 피부가 얇고 바로 뼈에 부착되어 있으며, 모낭, 피지선, 이구선 등과 같은 피부 부속기가 없는 것이 특징이다.

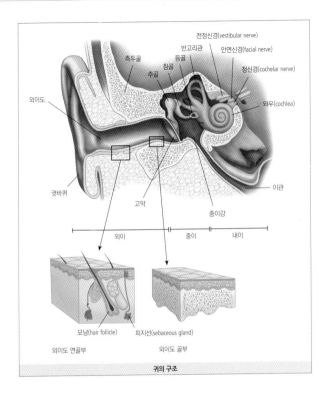

전정신경(vestibular nerve)
반고리관
안면신경(facial nerve)
측두골
침골
등골
청신경(cochelar nerve)
추골
외이도
와우(cochlea)
귓바퀴
고막
이관
중이강

외이 | 중이 | 내이

모낭(hair follicle)   피지선(sebaceous gland)

외이도 연골부   외이도 골부

귀의 구조

4) 정상 고막의 표인점(landmarks)들을 도해한다.

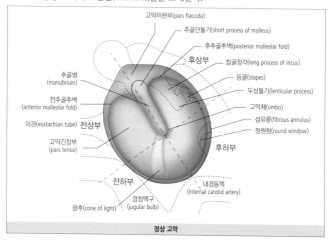

고막이완부(pars flaccida)
추골단돌기(short process of malleus)
후추골추벽(posterior malleolar fold)
후상부
침골장각(long process of incus)
등골(stapes)
두상돌기(lenticular process)
추골병(manubrium)
전추골추벽(anterior malleolar fold)
전상부
이관(eustachian tube)
고막긴장부(pars tensa)
고막제(umbo)
섬유륜(fibrous annulus)
정원창(round window)
후하부
전하부
광추(cone of light)
경정맥구(jugular bulb)
내경동맥(internal carotid artery)

정상 고막

5) 중이강(고실)의 중요한 구조물(이소골, 이내근, 정원창, 안면신경)들을 식별한다.
   (1) 이소골 : 추골, 침골, 등골로 구성
   (2) 이내근 : 고막장근(tensor tympani m.), 등골근(stapedius m.) : 귀에 강한 소리자극이 들
       어올 때 반사적으로 수축하여 내이를 보호하는 역할을 한다.
   (3) 정원창 : 고실 내 갑각(promontory) 후하방에는 약 1.2-1.5 mm 크기의 정원창(round
       window)이 있으며 정원창 막으로 덮여 있다. 정원창은 갑각보다 약 2-3 mm정도 내측
       으로 함몰되어 있고 그 주변이 융기된 뼈로 둘러싸여 있으며 이를 정원창소와(round
       window niche)라고 한다.

4) 안면신경 : 안면신경은 고실 내벽에 위치하는 안면신경관(fallopian canal)을 지난다.

6) 전정기관의 구조와 기능을 설명한다.
   * 구조 : 3개의 반규관(semicircular canal), 구형낭(saccule), 난형낭(utricle)으로 구성
   (1) 위치의 감수 : 구형낭과 난형낭의 평형반(macula)이 감수한다. 이석기(otolith)의 무게

와 내림프의 정수압이 자극이 되어 감수한다.

(2) 직선운동의 감수 : 구형낭과 난형낭의 평형반에서 감수한다. 수평방향은 난형낭이 감수하며 수직방향은 구형낭의 평형반이 감수한다.

(3) 회전운동의 감수 : 3개의 반규관의 팽대부릉(crista ampullaris)이 감수한다. 이때 등속운동은 감수되지 않는다.

(4) 미로반사 : 전정기관은 일종의 반사기관으로, 전정안반사, 전정척수반사, 전정자율신경반사 등을 일으킨다.

2. 청각기관의 생리

1) 귀의 주된 두 가지 기능을 설명한다.

(1) 청각기능(hearing function) : 탄성체나 공기의 진동운동이 귀에 들어오면 음으로 감각하게 된다.

(2) 전정기능(vestibular function) : 전정기는 3개의 반규관과 구형낭 및 난형낭으로 이루어져 있으며 이들의 작용은 시기 및 고유 감각기와의 협동작용으로 우리 몸의 평형을 유지하게 된다.

2) 외이도의 기능을 설명한다.

• 외이도는 그 한쪽 끝이 고막으로 폐쇄된 관으로서 음향학적으로 공명강으로서의 의미가 있는 것이다. 그래서 대략 2,500-4,000 Hz 사이의 공명에 의한 음압증강작용이 있으며, 그 정도는 약 10 dB이 된다. 외이도는 그 해부학적 특성으로 귀의 방어작용을 하고 있다. 즉 외이도의 굴곡과 외이도 벽이 고도로 예민한 것, 그리고 연골부의 이모나 이구선이 있는 것도 방어작용을 하고 있는 것이다.

3) 음이 음원으로부터 내이까지 전도되는 두 가지 경로를 순서대로 말한다.

• 음파가 내이에 도달하는 전도로는 크게 두 가지로 생각할 수 있다. 외이도로 들어온 음파에 의해 고막이 진동하고 고막의 진동이 이소골연쇄를 거쳐서 난원창으로 들어가는 것을 공기전도(air conduction)라 하며, 고막을 거치지 않고 두개골을 통해서 음파가 내이로 직접 전도되는 것을 골전도(bone conduction)라 한다. 이것은 다시 두 가지 경로를 생각할 수 있는데, 그 하나는 음파가 두개골에서 직접 미로골각을 통해서 림프로 전

해지는 순수골도이며, 또 하나는 두개골에서 이소골을 거쳐서 난원창으로 전도되는 골 고실전도이다.

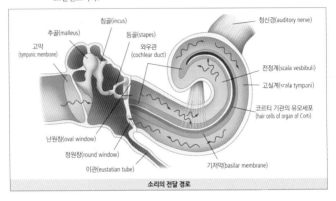

소리의 전달 경로

4) 중이에서 음압을 증가시키는 원리(Impedance matching mechanism)를 설명한다.
- 음압증강작용(총 31.5-36.5 dB 증강)
- (1) 고막과 등골 족판의 면적의 차이 : 17배(약 25 dB증가)
- (2) 추골병과 침골장각의 길이의 차이에 대한 지렛대 효과(lever action) : 1.3배(약 2 dB)
- (3) 고막이 늘어났다가 줄어듦으로 생기는 buckling effect(shearing effect) : 2-3배(4-9 dB 증가)

5) 이관의 기능
- 이관은 기도의 연장이며 기관지와는 달리 점막하 근육이 없고 평시에는 대개 폐쇄되어 있다. 이관은 개구를 통해 중이강을 포함한 함기화된 측두골 전체를 환기 줌으로써 중이압력을 대기압에 맞추어 균형을 이루게 해 준다. 이관은 이관주위 근육과 점액섬모정화계가 공동으로 작용해 침입하는 미생물을 막아주고 제거하며 중이강의 이물을 배출한다. 한편 이관은 생리적인 개구시 이외에는 폐쇄되어 있어 비인강의 감염원을 격리 차단하며, 비인강에서 전달되는 발성 시의 소음과 호흡 시 발생하는 압력의 변화로부터 중이를 보호한다.

Question

01

이경을 사용한 귀의 이학적 검사에 대한 설명으로 맞지 않는 것은?

> 가. 성인은 이개(auricle)를 후상방으로, 소아는 후하방으로 당겨야 한다.
> 나. 검사 시 고막에 빛이 반사되어 보이는 cone of light는 고막의 전하방에서 관찰된다.
> 다. 고막의 대부분은 긴장부(pars tensa)로 이루어져 있다.
> 라. 고막의 안쪽으로 난원창이 비쳐 보일 수 있다.

① 가, 나, 다   ② 가, 다   ③ 나, 라
④ 라   ⑤ 가, 나, 다, 라

01
정답 ④
해설
▶ 최신임상이비인후과학 P. 21
난원창은 고실 내의 후하방에 위치하여 정상적으로 고막을 통해서 관찰할 수 없다.

02

고막 함몰을 보이는 이경소견은 어느 것인가?

> 가. 망치골단돌기가 돌출되어 보인다.
> 나. 망치골병이 짧고 수평으로 보인다.
> 다. 광추가 짧고 점상으로 보인다.
> 라. 고막에 이상주름이 보인다.

① 가, 나, 다   ② 가, 다   ③ 나, 라
④ 라   ⑤ 가, 나, 다, 라

02
정답 ⑤
해설
▶ 최신임상이비인후과학 P. 4

03

건강한 사람은 머리를 좌우로 흔들어도 시선이 고정되어 있어서 사물이 움직여 보이는 일이 없다. 이 기능과 관련이 있는 것은 어느 것인가?

① 유양동   ② 전정창   ③ 나선기

④ 구형낭   ⑤ 수평반규관

03

정답 ⑤

해설

▶ 최신임상이비인후과학 P. 11

전정안 반사는 머리가 움직일때 명확한 시각을 유지하기 위하여 안구의 움직임을 유발하는 반사로 반규관이 관여 한다.

04

해부학적으로 관련이 적은 것은 어느 것인가?

① 망치골 ——— 고막장근

② 등골 ——— 와우창

③ 반규관 ——— 팽대부능

④ 이관 ——— 구개범장근

⑤ 내이도 ——— 안면신경

04

정답 ②

해설

▶ 최신임상이비인후과학 P. 5

• 망치골은 고막장근으로 고정되어 고막을 내함시킨다.

• 등골은 내이의 전정창에 붙는다.

• 반규관에는 바깥쪽, 앞, 뒤의 3개가 있으며 회전가속도 감각을 느낀다.

• 이관은 구개범장근의 수축으로 내강이 열린다.

• 내이도에는 청신경, 안면신경, 상 · 하 전정신경이 주행한다.

05

청각기관에 대해 잘못 설명한 것은 어느 것인가?

① 등골은 전정창에 붙어 있다.

② 내유모세포는 일렬로 늘어서 있다.

③ 나선속은 기저막에 놓여 있다.

④ 높은 음은 와우정 근처에서 느낄 수 있다.

⑤ 음자극은 내이를 거쳐 청각중추로 전달된다.

05

정답 ④

해설

▶ 최신임상이비인후과학 P. 11

고음은 와우의 밑부분인 고막의 가까운 곳에서, 저음은 두 바퀴 반의 상부의 부위에서 감지된다.

II. 이과적 진찰과 검사법

1. 이통을 일으키는 내적 원인과 외적 원인이 되는 질환을 각 세 가지 이상 열거할 수 있다.
2. 이명의 정의를 기술할 수 있다.
3. 성인과 유소아의 고막 진찰 시 이개를 당겨주는 방향과 그 이유를 설명할 수 있다.
4. 음의 강도(dB)와 고저(Hz)를 표시하는 단위, 사람의 가청음역, 회화음역을 설명할 수 있다.
5. 음차검사(Rinne test, Weber test, Schwabach test)의 방법과 결과를 설명할 수 있다.
6. 객관적 청력검사법과 주관적 청력검사법을 각각 두 가지씩 열거할 수 있다.
7. 순음청력검사에서 좌우 골도, 기도의 표시 방법을 설명할 수 있다.
8. 순음청력검사표에서 순음청력평균치를 계산할 수 있다.
9. 난청의 종류를 열거할 수 있다.
10. 사회생활에 필요한 최저청력요구치(socially serviceable hearing level)를 설명할 수 있다.
11. 임피던스청력검사상 삼출성중이염의 고실도(tympanogram) 소견을 그릴 수 있다.
12. 신생아난청선별검사의 방법과 중요성을 설명할 수 있다.
13. 어지러움증 환자에서 진단을 위한 진찰 및 검사법을 단계적으로 열거할 수 있다.
14. 안진의 정의와 관찰 시 인지하여야 할 사항을 열거할 수 있다.
15. 정상인의 냉온교대시험(bithermal caloric test)에서 안진의 방향을 설명할 수 있다.
16. 말초성 및 중추성 자발안진을 감별하고, 말초성 어지러움증과 중추성 어지러움증을 감별하는 임상적 특징을 설명할 수 있다.

1. 청력검사

1) 음의 강도(dB)와 고저(Hz)를 표시하는 단위를 설명한다.

  (1) dB(데시벨) : 음의 강도를 나타내는 단위

  (2) dB SPL (sound pressure level) : 단위면적에 가해지는 음압의 절대치를 표현한 단위

  (3) 0 dB SPL : 0.0002 dyne/cm², 즉 20 μPa (micopascal)

  (4) dB HL (hearing level):정상 청년 연령층에서 각 주파수의 가청역치의 평균치로 dB SPL 단위를 사용하여 구한 단위이며, 각 주파수에서의 0 dB HL을 청각영점이라 한다.

  (5) dB SL (sound level) : 개인의 주파수별 가청역치를 기준으로 한 것으로 역치상 음강도를 표시하는 단위로, 자극음강도에서 개인의 가청역치를 뺀 값이다.

  (6) Hz : 음의 고저(pitch)는 음파의 단위 시간당 진동수 즉, 주파수(frequency)에 따라 달라

지며 음의 주파수 즉 단위 시간당 진동수를 헤르츠(hertz : Hz)로 표현한다.

2) 인간의 가청음역과 회화음역을 말한다.
- 가청음역 : 16-20,000 Hz (인간이 들을 수 있는 음역)
- 회화음역 : 250-2,000 Hz (일상회화에서 사용하는 음역)

3) 음차 검사들(Rhinne test, Weber test, Schwabach test)의 방법과 결과를 설명한다.

(1) Rhinne test
- 보통 256 Hz 혹은 512 Hz의 음차를 진동시켜 유양돌기부에 음차 손잡이 끝을 대어 골도청력을 검사하고, 음이 들리지 않는다고 할 때 즉시 음차를 외이도 입구에서 약 2.5 cm 떨어진 곳에서 기도청력을 검사한다. 정상에서 기도청력이 골도청력보다 예민하므로 기도청력이 더 크고 오래 들린다. 그러나 전음성 난청이 있으면 기도청력은 공기전도의 장애로 인해 떨어지지만 골도청력은 음파의 유출이 적어 기도청력보다 더 크고 오래 들리며 이를 Rhinne 음성이라고 한다.

(2) Weber test
- 512 Hz 음차를 진동시켜 음차 손잡이 끝을 전두부 또는 상절치에 대고 어느 쪽 귀에서 크게 들리는가를 묻는 골전도에 대한 검사법이다. 한쪽이 정상이고, 다른 쪽에 전음성 난청이 있으면 환측에서 음이 크게 들리며, 반면 감각신경성 난청이 있으면 정상측에서 크게 들린다. 이와 같이 음이 환측이나 정상측에 크게 들리면 환측으로 혹은 정상측으로 편기 또는 측편향(lateralization)한다고 말한다.

(3) Schwabach test
- 보통 256 Hz의 음차를 진동시켜 음차 손잡이 끝을 피검자의 유양돌기부에 대고 청취 유무를 확인한 뒤 들리지 않는다고 하면 즉시 검사자의 유양돌기부에 음차 손잡이 끝을 대고 청취 유무를 확인한다. 피검자가 전음성 난청인 경우 검사자보다 청취시간이 길고, 감각신경성 난청인 경우 검사자보다 청취시간이 짧다.

[표] 음차검사

검사방법	정상	전음성 난청	감각신경성 난청
Weber 검사	소리 편위 없음	환측으로 편위	정상측으로 편위
Rinne 검사	양성(AC>BC)	음성(BC>AC)	양성(AC>BC)
Schwabach 검사	검사자와 청취시간 동일	검사자보다 청취시간이 길다.	검사자보다 청취시간이 짧음
Gelle 검사	양성(가입 시 작게 들림)	음성(골도청력 변화 없음)	양성(가입 시 작게 들림)
Bing 검사	양성(외이도를 막으면 다시 들림)	음성(외이도를 막아도 들리지 않음)	양성(외이도를 막으면 다시 들림)

AC: 기도청력, BC: 골도청력

Weber test   Rhinne test

4) 객관적 청력검사법과 주관적 청력검사법을 각각 두 가지씩 열거한다.

- 청력검사법은 환자의 적극적 협조가 필수적인 주관적 검사법과 협조 정도에 관계없이 얻어진 결과를 객관적으로 분석할 수 있는 객관적 검사법으로 구분된다. 1) 전자에는 음차검사, 순음청력검사, 어음청력검사, 자기청력검사, 누가현상검사 및 청각피로검사 등이 있고 2) 후자에는 임피던스 청력검사, 전기와우도, 청성뇌간반응청력검사 및 이음향방사검사 등이 있다.

5) 순음청력검사표에서 좌, 우, 골도, 기도의 표시 방법을 설명한다.

- 청력역치의 표기방법은 우측기도는 O표(차폐시, △), 좌측기도는 X(차폐시, ㅁ)표로 주파수 종축선 위에 바로 기입하며 이들을 선으로 연결한다. 골도는 우측은 [(차폐하지 않은 경우, <), 좌측은](차폐하지 않은 경우, >)의 표시로 우측은 주파수 종축선 바로 좌측에, 좌측은 주파수 종축선 바로 우측에 표시하며 일반적으로 선으로 연결하지 않는다.

종류	반응		무반응	
	우	좌	우	좌
기도(이어폰) 비차폐 차폐				
골도 비차폐 차폐				
기도(스피커)	S		S	

6) 순음청력검사표에서 순음청력평균치를 계산한다.

   (1) 4분법 : (0.5 kHz + 2 × 1.0 kHz + 2.0 kHz)/4

   (2) 6분법 : (0.5 kHz + 2 × 1.0 kHz + 2 × 2.0 kHz + 4.0 kHz)/6

   (3) AAO-HNS 4분법 : (0.5 kHz + 1.0 kHz + 2.0 kHz + 3.0 kHz)/4

7) 임피던스 청력검사 상 정상과 삼출성 중이염 시의 고실도(tympanogram) 소견을
   도해한다.

※ 고막운동도의 유형

A: 중이강 내의 상태가 정상임을 의미(정상이나 감각신경성
   난청 환자)

B: 고막의 비후, 중이강 내의 액체저류 등이 있을 때

C: 이관폐쇄 등으로 중이강의 압력이 외이도 내의 압력, 즉
   대기압보다 낮을 때

Ad: 고막의 움직임이 증가된 것(이소골의 단절이나 고막의
   치유성천공 등이 있을 때)

As: 고막의 움직임이 감소된 것(이소골의 유착, 고실경화증,
   이경화증이 있을 때)

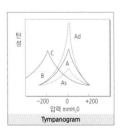

Tympanogram

8) 사회생활에 필요한 최저 청력요구치(socially serviceable hearing level)를 설명한다.
   환자가 40 dB HL이하의 청력손실이 있으면 환자 자신은 잘 모를 수 있으나 주위에 있는
   사람들이 '가는 귀가 먹었다'고 말하여 알게 되며 40 dB 이상이 되면 환자 자신도 청력 장
   애를 인식하게 된다. 따라서 40 dB을 사회생활에 필요한 최저 청력요구치로 하며 취업여
   부의 경계치로 삼는다.

2. 현훈환자의 평가

1) 어지러움증 환자에서 진단을 위한 진찰 및 검사법을 단계적으로 열거한다.

(1) 문진
- 현기증의 성질(회전성 or 비회전성), 현기증의 발작양상과 그 경과(자발성, 발작성, 유발성, 체위성, 지속성, 진행성), 현기증의 수반증상, 원인인자가 되는 기왕력 등 4가지가 주된 문진의 내용이다.

(2) 전정기능검사

I. Output검사		
Romberg, Mann검사	직립반사검사	신체의 평형상태를 본다. (척추운동계가 관여)
단각기립검사		
사면대 검사		
세로쓰기 검사	사지의 편의검사	
제자리 걸음검사		
보행검사		
자발안진검사	비주시 시의 안진검사	안구의 평형상태를 본다. (안구운동계가 관여)
두위안진검사		
두위변환안진검사		
두진후안진검사		

I. Output검사		
온도안진검사	미로	
회전검사		
누공검사		
전기안진검사		
주시안진검사(주시시의 안진검사)	시기	
시운동성안진검사		
단속운동검사		
시표추적검사		
사면대 검사	심부지각기	
진동부하에 의한 중심동요검사		

2) 안진의 정의와 관찰 시 인지하여야 할 사항을 열거한다.

- 안구의 평형실조 즉 안구진탕(안진)이란 불수의적이고 율동적인 안구운동이며 상반되는 두 개의 방향으로 규칙적인 왕복운동을 하는 것을 말한다. 안구진탕은 회전 및 온도 자극과 같은 자극이 전정기관에 가해졌을 때, 또 시운동자극과 같이 눈에 자극이 가해졌을 때도 나타난다.

  ▶ 안진 관찰 시 인지하여야 할 사항

  ① 안진의 방향

  ② 안진의 성상

  ③ 안진의 진폭

  ④ 안진의 빈도

  ⑤ 안진의 지속시간

  ⑥ 안진의 잠복시간

3) 말초성 및 중추성 자발안진을 감별하여 설명한다.

	말초성(미로성)자발안진	중추성 자발안진	시성 안진
방향	단 방향성	양방향성 또는 방향전환성	불일치
성상	수평성, 회전성	수직성, 사향성, 수평성	진자양
지속시간	수 분 ~ 수 주일	수 주일 ~ 수개월	장기간, 평생출현
진폭	시간 경과에 따라 약화	변화 없음 또는 증가	변화 없음
고정 시에 의한 억제	유	무 또는 오히려 증가	무 또는 오히려 증가
시운동성안진	정상형, 좌우차 유	반응저하, 역반응 유	무반응, 역반응 다
수반증상	현기증, 이명, 난청	중추신경증상	무

4) 정상인의 냉온교대시험(bithermal caloric test)에서 안진의 방향을 설명한다.

- 정상인에서 체온보다 높은 온도로 자극하면 임상안진의 방향인 자극한 쪽으로 향하는 안진이 발생하며, 체온보다 낮은 온도로 자극하면 반대 측으로 향하는 안진이 발생한다.
- 온도안진검사는 체온보다 높거나 낮은 물이나 기체를 외이도에 주입하면 전정기관이 자극받아 안진이 발생하는 원리를 이용해서 전정기관의 기능을 평가하는 검사이다.

5) 말초성 어지러움증과 중추성 어지러움증을 감별하는 임상적 특징을 설명한다.

말초성 현훈	중추성 현훈
진성 현훈(true vertigo)	가성 현훈(pseudovertigo)
미로성 현훈(vestibular vertigo)	비미로성 현훈(non-vestibular vertigo)
이명, 난청 동반	이명, 난청 동반 없음
다른 신경증상이 없음	다른 신경증상이 흔함
체위, 두위의 변화에 증감	체위, 두위의 변화에 증감 없음
보상(compensation)이 쉬움	보상이 어려움
의식장애 없음	의식장애 가능
안진의 방향이 일정함	안진의 방향이 가변성임

6) 양성 발작성 체위변환성 현훈(BPPV, benign paroxysmal positional vertigo)

▶ 체위변환성 현훈

- 머리의 위치를 바꿀 때 안진과 현훈이 일어나는 질환
- 말초성 현기증의 가장 흔한 원인
- 보통 후반규관의 병변으로 발생하는 양성발작성 체위변환성 현훈으로 알려져 있음(외 반규관이나 상반규관의 병변으로 인한 발병도 가능)

(1) 정의 : 머리의 위치를 일정한 방향으로 움직일 때 현훈과 안진이 발생하는 질환

(2) 원인 : unknown (m/c)
  - 그 외 두부외상, 전정신경염, Meniere병, 귀 수술, 비이과적 수술, 비활동성 등
  - 병변부위 : 후반규관(posterior semicircular canal) 이상이 90% 이상 차지

(3) 증상
  - 아침에 일어날 때 발작적으로 갑자기 발생하는 회전감있는 현훈과 평형장애(특히 베개를 베거나 목을 구부렸다 위를 쳐다보는 행동을 할 때 순간적으로 발생)
  - 회전감 있는 현훈 : 1분 이내로 짧게 지속되며, 머리를 움직이지 않고 가만히 있으면 소실
  - 자율신경계 자극증상인 오심, 구토, 두통, 가슴 두근거림, 식은땀

(4) 진단 : Dix-Hallpike의 유발안진 검사상 질병특유의 안진소견
  - 후반규관(posterior semicircular canal)의 병변 시 병변 쪽에서 Hallpike자세로 머리를 유지하면 안진이 발생
  ① 안진은 회전성이면서 향지성, 수초의 잠복기, 안진 지속시간은 1분 이내

② 어지럼증이 안진과 함께 동반

③ 반복하여 자세를 취하면 같은 특징의 안진을 볼 수 있는 반복성

④ 여러 번 반복할 때 점차 안진의 반응이 줄어드는 피로현상

(5) 치료

① 석회 부유물을 반규관 내에서 제거하는 물리치료(Semont법, Epley법) 효과는 70-90%이며 한 번의 정복요법에 반응 없는 경우 몇 차례 반복 시행

② 수술(후반규관신경절단술) : 물리치료에 반응이 없는 경우

어지러움증의 감별진단

- 어지러움증 환자의 문진에 있어서 중요한 것 중 하나가 증상의 지속기간과 이러한 증상을 일으키는 유발요인이며 이는 어지러움의 원인 질환을 감별하는 중요한 실마리를 제공한다.
- 유발요인 없이 누워 있거나 앉아 있는 상태에서 발생하며 심한 어지러움이 갑작스럽게 시작되어 몇 시간 내지 1일 이상 지속 되고, 동반되는 이증상이 없다면 쉽게 전정신경염(Vestibular neuronitis)임을 짐작할 수 있다.
- 빙빙도는 어지러움이 누워서 머리를 옆으로 돌리거나 눕거나 일어날 때만 발생하고 1분 이내로 짧다면 후반규관양성돌발성 체위성 어지러움을 의심할 수 있으며 이 때 Dix-Hallpike maneuver에서 전형적인 빙빙도는 어지러움과 함께 잠복기가 있고, 일시적이며, 반복 시행 시 약해지는 피로현상이 있는 안진이 있다면 확진할 수 있다. 그러나 누워서 옆으로 누울 때만 심한 어지러움이 1분 이상 내지 수분까지 발생하며 측두위에서 수평안진이 관찰된다면 측반고리관 양성돌발성체위성 어지러움을 강하게 의심할 수 있다.
- 어지러움이 30분에서 서너 시간 지속되며 어지러움과 함께 소실되는 이충만감, 저음의 넓은 band 소리의 이명, 청력감소 등의 이증상이 동반된다면 메니에르병을 의심할 수 있다.

---

3. 이과적 증상

1) 이통을 일으키는 내적 원인과 외적 원인이 되는 질환을 각 세 가지 이상 열거한다.

(1) 내적 원인 : 외이도염, 급성중이염, 중이 악성종양, 이절 등

(2) 외적 원인 : 충치, 인두염, 후두염, 하악관절이상, 삼차신경통 등

2) 이명에 대하여 설명한다.

- 이명은 'Tinnire'라는 라틴어에서 유래한 단어로 특정한 질환이 아니라 '귀에서 들리는 소음에 대한 주관적 느낌'을 말한다. 즉 외부로부터의 청각적인 자극이 없는 상황에서 소리가 들린다고 느끼는 상태이다. 완전히 방음된 조용한 방에서 모든 사람의 약 95%가 20 dB 이하의 이명을 느끼지만 이런 소리는 임상적으로 이명이라 하지 않고, 자신을 괴롭히는 정도의 잡음일 때 이명이라 한다. 보통 환자 자신에게만 들리는 자각적 이

명이나, 드물게는 검사자에게도 청취되는 타각적 이명이 있다. 이과적으로 특별한 원인이 없는 난청을 동반하지 않는 이명의 경우 가장 중요한 치료는 환자를 안심시키는 것이다.

(1) 정의
- 귀에서 들리는 소음에 대한 주관적 느낌, 즉 외부로부터 청각적 자극이 없는 상황에서 소리가 들린다고 느끼는 상태(자신을 괴롭히는 정도의 잠음일 때만 이명이라고 함)

(2) 분류
① 진동성이명
- 자각적이명 : 환자 자신만이 들을 수 있는 것으로 더 흔함, 원인 불분명
- 타각적이명
  - 관찰자에게도 소리가 들리는 것
  - 원인은 혈관 이상 또는 이소골근이나 인두근의 경련, 구개근육 경련, 악관절질환 등 → 적절한 외과적 처치나 약물치료로 호전
② 비진동성이명(모두 자각적 이명)
- 중추성이명
- 말초성이명

(3) 치료
- 대부분의 이명의 원인은 불분명하지만, 종양이 원인인 경우는 매우 드물기 때문에 먼저 환자를 안심시키는 것이 좋다.
① 약물요법
  - 신경안정제, 항우울제, 진정제 : benzodiazepine (alprazolam, lorazepam, clonazepam), 그 외 원인에 따라 저염식, 이뇨제, 내이혈관 확장제, 혈압강하제 등도 도움
② 수술적 요법 : 혈관장애나 중이 및 인두근육장애, 혈관성 종양이 있는 경우 시도
③ 이명재훈련(TRT, tinnitus retraining therapy)
  - 이명에 대한 상담치료, 정신과적 치료에 보청기나 이명차폐기를 이용한 차폐방법을 조합

(4) 예후
- 25% : 상당히 많이 호전
- 50% : 어느 정도 호전
- 25% : 호전되지 않음

3) 난청의 종류를 열거한다.
　(1) 난청
- 발현시기에 따라 : 선천성 난청, 후천성 난청
- 병변부위에 따라 : 전음성 난청(외이질환, 중이질환), 감각신경성 난청(내이질환, 신경중추 질환)
- 발현양상에 따라 : 돌발성 난청, 진행성 난청

4.　귀의 진찰법

1) 성인과 유소아의 고막 진찰 시 이개를 당겨주는 방향과 그 이유를 설명한다.
- 성인의 외이도는 수평단면으로 보면, 먼저 내전방으로 향한 후 뒤쪽으로 굴곡되고 다시 약간 내전방으로 향하여 S-자형으로 휘어져 있으며, 전액단면에서는 먼저 위쪽으로 향하고 골성 외이도에서 고막에 가까워지면 굴곡 되어 다소 아래쪽으로 향하게 된다. 따라서 고막을 관찰하기 위해서는 이같이 굴곡된 외이도를 가능한 한 똑바로 하기 위해서 이개를 후상방으로 잡아당겨야 한다. 유소아에서는 골성 외이도의 발육이 충분치 않아 이개를 후하방으로 잡아당겨야 한다.

2) 귀(외이도, 고막, 청력)을 진찰한다.
- 귀의 진찰은 건측을 우선 진찰한 후 환측을 나중에 진찰하며 이개 및 그 주위의 조직 특히 이개연골립프선, 이하선 및 유양돌기 부위의 촉진 및 시진으로 시작하여 외이도, 고막의 순서로 진찰한다. 이개와 외이도 입구부의 진찰에는 이경이 필요없으나 고막이나 외이도 깊은 곳을 진찰하려면 이경이 필요하며 이것을 이경검사라 한다. 외이도 진찰 시 이개의 기형, 선천성 이전부누공 및 낭포 등의 유무를 관찰하여야 하고 외이도 진주종성, 선천성 외이 기형 등을 판별해야 한다. 고막의 진찰은 이경검사를 통하여 하며 고막은 반투명의 막으로 고막의 색깔변화가 있거나 혹은 광택을 소실할 경우, 또한 정상적으로 보여야 할 구조물의 모양이 변하든지 혹은 보이지 않을 경우에는 병적인 상태로 보아야 한다. 청력검사로는 음차검사, 순음청력검사, 누가현상검사, 언어청력검사 등이 있다.

Question

01

6세 된 남아의 otoscopy상 고막은 호박색을 띠며 함몰이 있었고, light reflex가 소실되었을 때 가장 가능성이 있는 impedance audiogram은?

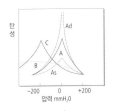

① A
② B
③ C
④ Ad
⑤ As

02

평형기능검사에 대해 바르게 설명한 것은 어느 것인가?

가. 청신경종양은 온도성 안진검사에서 관마비(CP)을 보인다.

나. 시운동성 안진검사는 중추신경질환을 진단하는데 도움이 된다.

다. 회전후의 안진은 회전방향과 반대방향으로 나타난다.

라. 압박성 안진은 고막 천공이 큰 만성 중이염에서 나타난다.

① 가, 나, 다
② 가, 다
③ 나, 라
④ 라
⑤ 가, 나, 다, 라

03

전정평형기능검사에 대해 잘못 설명한 것은 어느 것인가?

① 현기증을 수반한 자발안진은 말초성전정장애의 징후이다.

② 차안서자극검사에서 한쪽 방향으로 편위되는 것은 중추성 장애의 소견이다.

③ 안진전도(ENG)는 각막망막전위차의 기록이다.

④ 회전후안진은 회전방향과 반대방향으로 나타난다.

⑤ 방향변위성(DP)은 냉온교차시험에 관한 용어이다.

04

전정평형기능검사에 대해 바르게 설명한 것은 어느 것인가?

① 회전후안진은 회전과 같은 방향으로 나타난다.

② 온도자극검사에서는 온수 주입측을 향한 안진이 나타난다.

③ 미로성 안진은 Frenzel 안경을 쓰면 보기가 어려워진다.

④ 전기안진기록법(ENG)에서는 폐안 시의 안진을 기록할 수 없다.

⑤ 두위안진은 머리 위치를 빠르게 변환하는 움직임에 의해 유발된다.

05

말초성 현기증으로 볼 수 없는 것은 어느 것인가?

① 이명   ② 구토   ③ 회전감

④ 수평안진   ⑤ 수직안진

06

63세 남자가 아침에 일어날 때 갑자기 천장이 도는 듯한 어지럼증을 느꼈다고 한다. 오른쪽으로 눈을 돌리면 증상이 심해졌으나 청력은 정상이었다. 오른쪽 아래로 하여 딕스홀파이크(Dix hallpike) 시행 시 nystagmus가 나타나면서 어지러움이 심해졌다. 이 남자의 vestibular organ 중 이상이 있는 부위는?

① superior semicircular canal
② lateral semicircular canal
③ posterior semicircular canal
④ saccule
⑤ utricle

06

정답 ③

해설

▶ 최신임상이비인후과학 P. 82

benign paroxysmal positional vertigo(BPPV)는 내림프액 보다 밀도가 높은 이석조각들이 떨어져 나와 비정상적인 내림프 흐름을 유발하여 발생하는 것으로, 후반고리관의 반고리관 이석에 의한 것이 가장 흔하다. 이때 BPPV의 진단은 Dix-Hallpike 유발검사법으로 가능하며, 침대에 환자를 앉히고 머리를 후반규관방향과 같게 환측(오른쪽)으로 45도 돌린 후 급히 뒤로 눕히면서 머리를 아래로 떨어뜨리면 심한 현기증과 함께 회전성 안진이 발생한다.

아침에 일어날 때 발작적으로 발생하는 회전성현훈이면서 청력감소를 동반하지는 않는다면 BPPV(양성발작성체위변환성현훈)을 의심할 수 있으며 Dix-Hallpike 유발안진 검사에서 병변이 있는 쪽으로 향했을 때 특이적인 회전안진과 현기증이 발생한다면 후반규관(posterior semicircular canal)의 병변에 의한 BPPV를 확진할 수 있다.

*후반규관의 이상이 BPPV의 90%이상을 차지함.

07

70세 여자가 빙빙 도는 어지러움으로 병원에 왔다. 아침에 깨면 시작 되고 30분 정도 지속되었으며 최근 여러 차례 잠자리에 같은 증상이 발생하였다고 한다. 다른 동반 증상은 없었고 신경학적 징후는 없었고 혈압 이상도 없었다. 의심되는 병은?

① 메니에르 질환
② 양성 발작성 체위변환성 현훈(BPPV)
③ 전정 신경염
④ 미로염
⑤ 다발성 경화(mul le sclerosis)

07
정답 ②
해설
▶ 최신임상이비인후과학 P. 82
논란의 여지가 있는 문제임
(p.14, 15 참고 : 어지러움증의 감별진단)

③ → 대개 1일 이상 지속되는 현훈이 한 차례 발생(明상이질환 선행 多)
④ → 중이염 후 속발
⑤ → 신경학적 징후 동반

메니에르 병이라 단성 짓기에는 문제 설명이 너무나 간단하다. 전형적인 메니에르 병의 현훈(즉 한번의 어지러움증 병력)은 자발적으로 시작되는 회전성 현훈으로 최소한 20분 이상 대개의 경우 수 시간 지속되고, 증상이 매우 심하며, 며칠간 지속되는 운동감각이상(평형을 잡기 힘든 상태)을 동반하는 경우가 많다. 그리고 진정한 메니에르 병이라 말하기 위해서는 두 번 이상의 어지러움증 병력과, 저음역에서의 청력감소, 이명 또는 이충만감등의 이증상이 있어야 한다. 반면 아침에 일어날 때(누워있을 때) 발작적으로 발생하는 회전감 있는 어지러움은 BPPV의 가능성을 좀 더 높여주며, 비록 일반적인 BPPV(후반규관)가 증상의 지속시간이 1분 이내로 짧은 것이 특징이라 하더라도 lateral canal type BPPV에서는 심한 어지러움이 옆으로 누울 때 1분 이상 내지 수분까지 발생하며 측두위에서 수평안진이 관찰될 수 있다. 따라서 위의 지문만으로 답을 골라야 한다면 BPPV(lateral canal type)쪽이 무리가 더 없을 거라고 생각된다.

08

34세 남성. 어제 구두끈을 묶으려고 몸을 앞으로 구부리는데 심한 현기증이 일어났다. 그 후에도 목을 돌리면 회전성 현기증이 일어나 병원을 찾아왔다. 난청이나 이명증은 없다. 두위안진검사에서 머리를 오른쪽 아래로 하면 순회전성안진이 관찰된다. 온도안진반응은 정상이다. 이것으로 고려되는 질환은 어느 것인가?

① 고혈압증
② 관절류마티스
③ 양성 발작성 체위변환성현훈
④ 부정맥
⑤ 철 결핍성 빈혈

08
정답 ③
해설
▶ 최신임상이비인후과학 P. 82

09

양성 발작성 체위변환성현훈증에 대한 설명으로 옳은 것은?

> 가. 회전성 현기증이다.
> 나. 두위 변환에 의해 현기증이 유발된다.
> 다. 현기증의 지속시간은 몇초~몇십초이다.
> 라. 일과성으로 의식 소실을 일으킨다.

① 가, 나, 다   ② 가, 다   ③ 나, 라

④ 라   ⑤ 가, 나, 다, 라

09
정답 ①
해설
▶ 최신임상이비인후과학 P. 82

10

이통에 대해 잘못 설명한 것은 어느 것인가?

① 이통과 관련이 있는 신경은 삼차신경, 설인신경 및 미주신경의 분지이다.

② 귀 이외의 질환에서도 이통을 호소하는 경우가 있다.

③ 외이염의 경우 이개를 견인하면 이통이 증가한다.

④ 급성 중이염의 경우 고막을 천공하여 이루를 보이게 되면 이통이 심해진다.

⑤ 만성 중이염의 합병증이 있을때 이통이 발생한다.

10
정답 ④
해설
▶ 최신임상이비인후과학 P. 17
• 귀 질환에서 유래한 것: 이개, 외이도, 중이의 염증과 그 합병증, 종양, 외상, 외이도이물, 헤르페스
• 구개 · 인두편도질환: 설인신경에 의함
• 치 · 구강질환: 삼차신경지에 의함
• 후두 · 인두질환 · 이하선염: 미주신경에 의함

11

46세 남자가 귀에서 이상한 소리가 난다고 내원하였다. 난청은 없었으며, 진찰 소견 상 외이도 및 내이는 정상이었다. 이명에 대한 가장 중요한 처치는?

① 안심시킨다.   ② Corticosteroid   ③ 뇌혈관 확장제

④ Vit. B   ⑤ Masking method

11
정답 ①
해설
▶ 최신임상이비인후과학 P. 18
이과적으로 특별한 원인이 없는 난청을 동반하지 않는 이명의 경우 가장 중요한 치료는 환자를 안심시키는 것이다. 대부분의 이명의 원인은 불분명하지만, 종양이 원인인 경우는 매우 드물기 때문에 환자를 안심시키고 지켜보는 것만으로도 자연 소실되는 경우가 많다.

12

난청을 볼 수 있는 것은 어느 것인가?

> 가. 이경화증
> 나. Meniere 씨 병
> 다. 외림프루
> 라. 양성 발작성 체위변환성현훈증

① 가, 나, 다   ② 가, 다   ③ 나, 라

④ 라   ⑤ 가, 나, 다, 라

13

청력 장애의 원인으로 볼 수 없는 것은 어느 것인가?

① 노화   ② 비만   ③ 소음

④ 바이러스감염   ⑤ 항균약 투여

14

일측성 감음난청을 일으키는 것은 어느 것인가?

> 가. 인플루엔자
> 나. 이헤르페스
> 다. 풍진
> 라. 유행성 이하선염

① 가, 나, 다   ② 가, 다   ③ 나, 라

④ 라   ⑤ 가, 나, 다, 라

12

정답 ①

해설

▶ 최신임상이비인후과학 P. 16

• 양성 발작성 체위변환성현훈증은 특정 두위를 잡았을 때 아주 짧게 심한 현기증이 일어나는 질환이다. 와우증상은 따르지 않는다.

• 이경화증은 등골 족판 주변에 골흡수와 골신생이 일어나 등자골의 가동 장애를 초래하는 질환이다. 주로 전음성난청을 보이는데, 와우축에 병변이 진행되면 감음성난청을 보이는 경우가 있다.

• Meniere병은 회전성 현기증 발작과 와우증상이 반복되는 질환이다.

• 외림프루는 전정창 또는 와우창 파괴에 의해 외림프가 중이로 누출되는 상태로, 감음성난청과 현기증 발작을 보인다. 수액압의 급격한 변화(힘줌, 기침)와 고실압의 급격한 변화(다이빙 등)로 생기는 경우가 많다.

13

정답 ②

해설

▶ 최신임상이비인후과학 P. 16

비만은 생활습관병 등의 위험인자가 되지만 그 자체로는 난청이 발생하지 않는다.

14

정답 ③

해설

▶

• 일측성
① Meniere 씨 병
② 돌발성 난청
③ 유행성 이하선염(멈푸스)
④ 이헤르페스
⑤ 청신경종양
• 양측성
① 내이매독
② 인플루엔자
③ 홍역
④ 풍진
⑤ 노인성 난청
⑥ 직업성 난청
⑦ 이독성 약물중독

15

다음 중 말초성 어지럼증의 특징으로 알맞지 않은 것은?

① 회전성 어지러움이 특징이다.

② 난청과 이명을 동반하는 경우가 많다.

③ 자율신경증상은 어지럼증의 강도에 비례한다.

④ 수직방향의 안진이 자주 나타난다.

⑤ 체위나 두위에 따라 어지러움의 변동이 있는 경우가 흔하다.

16

40세 여자 환자가 처음 생긴 두통과 어지러움으로 내원하였다. 이명, 청력감소는 없었고 안구운동 이상도 없었다. 앉았다가 눕거나 체위 변동 시 심한 어지러움이 발생하였다. 다음 중 진단으로 알맞은 것은?

① 뇌경색   ② 감기

③ 두통   ④ 메니에르병

⑤ 양성 자세 어지럼

17

70세 여성이 빙빙 도는 어지러움으로 내원하였다. 증상은 아침에 잠에서 깨어 시작되었으며 약 30분 지속되었다. 최근 여러 차례 같은 증상으로 잠자리에서 깨어났으며 동반증상은 없었고 신경학적 진찰도 정상이었다.

① 메니에르병

② 양성 자세 어지럼

③ 안뜰신경세포염

④ 뇌줄기 경색

⑤ 다발 경화증

15
정답 ④
해설
▶ 최신임상이비인후과학 P. 39
수직방향의 안진은 중추성 병변에서 더 흔히 볼 수 있는 소견이다.

16
정답 ⑤
해설
▶ 최신임상이비인후과학 P. 39
중추성 어지럼증은 체위의 영향을 받지 않으므로 중추성 어지럼증의 원인인 뇌 경색은 우선 제외할 수 있다. 말초성 어지러움증의 원인 중 메니에르병은 이명, 청력감소 등을 동반하므로 답이 될 수 없다.

17
정답 ②
해설
▶ 최신임상이비인후과학 P. 82
아침에 깨어 증상이 시작된다는 말은 아침에 잠에서 깨어 머리 위치가 변할 때 증상이 시작된다는 뜻으로 해석할 수 있으며 말초성 현훈을 시사한다. 또한 유사한 증세로 잠자리에서 수 차례 깨어났다는 말도 수면 중 뒤척이는 등 체위 변환 시 증세가 생겨났다는 말로 역시 말초성 현훈을 시사하는 소견이다. 말초성 현훈의 원인 중 동반증상이 없고 반복하여 발생하는 질환은 양성자세어지럼이다.

18

다음 중 메니에르병의 특징적 증상으로 적합한 것은?

> 가. 이명을 동반한다.
>
> 나. 반복적인 어지러운 증상의 발현이 특징적이다.
>
> 다. 귀에 충만감이 있다.
>
> 라. 고음역의 청각 소실이 특징적이다.

① 가, 나, 다

② 가, 다

③ 나, 라

④ 라

⑤ 가, 나, 다, 라

19

청력장애로 내원한 환자에게 음차(tuning fork) 검사를 하려고 음차를 머리 가운데에 대었을 때 우측 귀에서 소리가 더 크게 들린다고 하였다. 다음 중 이러한 현상이 발생될 수 있는 경우로 올바른 것은?

> 가. 좌측 귀의 메니에르병   나. 우측 귀의 외상성 이소골 탈구
>
> 다. 좌측 귀의 돌발성 난청   라. 우측 귀의 소음성 난청

① 가, 나, 다

② 가, 다

③ 나, 라

④ 라

⑤ 가, 나, 다, 라

18

정답 ①

해설

▶ 최신임상이비인후과학 P. 85

메니에르 병의 어지러움은 반복적으로 발생하는 것이 특징으로 이명, 청력감소, 어지러움 발작의 3대 증상을 가진다. 청력 감소는 초기에는 저음역 감각신경성 난청으로 시작해 후기에 전음역에 걸친 난청으로 진행하는 양상을 보인다.

19

정답 ①

해설

▶ 최신임상이비인후과학 P. 25

Weber 검사에서 전음성 난청은 환측이 크게 들리고, 감각신경성 난청은 건측이 크게 들린다. 우측 귀에서 소리가 크게 들리려면 우측 귀의 전음성 난청(나) 또는 좌측 귀의 감각신경성 난청(가,다)이 있어야 한다. (라)의 경우처럼 우측 귀의 소음성 난청(감각신경성 난청)의 경우 좌측 귀에서 소리가 크게 들리게 된다.

20

9세 여아가 오른쪽 귀가 안들려서 내원하였다. 환아는 평소 청력은 정상이었다고 하며 내원 1주 전부터 상기도 감염증세 있어 약물치료 받은 병력이 있었다. 진찰에서 좌측 고막은 정상이었고 우측 고막은 삼출액선이 관찰되었다. 이 환자에서 음차검사와 순음청력검사를 시행할 때 환자의 증상과 일치하는 소견으로 알맞은 것은?

> 가. Weber test 시 우측으로 편위
> 나. Rinnes test 시 우측 양성
> 다. 임피던스 검사에서 우측 type B
> 라. 우측에 기도청력 50 dB, 골도청력 45 dB

① 가, 나, 다   ② 가, 다   ③ 나, 라
④ 라   ⑤ 가, 나, 다, 라

20
정답 ②
해설
▶ 최신임상이비인후과학 P. 25, 27, 28, 60
전음성 난청을 보이는 삼출성 중이염의 증례이다. 병변이 우측에 있을 경우 Weber 검사에서는 우측으로 편위 소견 보이고 Rinne 검사에서는 우측 음성(기도청력<골도청력)소견 보이게 된다. 임피던스 검사에서는 고막 내 액체 저류를 시사하는 type B 소견을 보이게 되고 순음청력검사 상 기도청력은 감소하였으나 골도 청력은 정상 범위를 보이게 된다. (라)의 경우 골도 청력도 감소되어 있는 소견으로 잘못된 지문이다.

21

내원 1일 전 작업장에서 머리를 심하게 부딪힌 후 우측 귀에 청력이 감소되어 내원한 환자의 이경 검사상 양측 고막과 중이에서는 특이소견은 보이지 않았다. 음차 검사에서 린네 검사상 우측 음성, 좌측 양성이었고 웨버 검사에서 우측으로 편위되는 소견을 보였다. 이 환자의 우측 귀의 고실도 검사로 가장 가능성이 높은 것은?

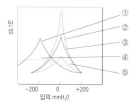

21
정답 ②
해설
▶ 최신임상이비인후과학 P. 25, 27
Weber 검사에서 우측으로 편위되고 Rinne 검사에서 우측 음성인 경우 전음성 난청을 시사한다. 위 증례의 경우 외상에 의한 이소골 단절의 증례로 생각할 수 있고 이 경우 tympanogram Ad에 해당하는 고막 움직임 증가 소견이 보이게 된다.

22

난청을 유발하는 약제를 모두 고르시오.

> 가. cisplatin
>
> 나. Methylprednisolone
>
> 다. gentamicin
>
> 라. cimetidine

① 가, 나, 다   ② 가, 다

③ 나, 라   ④ 라

⑤ 가, 나, 다, 라

23

다음 중 노인성 난청에서 나타나는 초기 현상으로 알맞은 것은?

① 고음역에서 먼저 감소

② 저음역에서 먼저 감소

③ 전음역에서 감소

④ 뼈전도가 감소

⑤ 공기전도가 감소

22

정답 ②

해설

▶ 최신임상이비인후과학 P. 76

Aminoglyco-side	a. 가장 흔히 이독성을 일으키는 약제로 신독성도 가짐 b. Streptomycin, kanamycin, gentamicin(05), neomycin 등 c. 이독성 위험 커지는 경우 • 신질환 있는 경우 • 장기간 투여 시 • 혈중 농도 높은 경우 • 노인 • 이뇨제 복용 등 다른 이독성 약제와 함께 투여하는 경우
Diuretics	• Loop diuretics, Ethacrynic acid, bumetanide • 가역적인 감각신경성 난청 초래 • 신부전, 아미노글리코시드 함께 투여 시, 급속 주입 시 이독성 증가
Antimalarial	Quinine, Chloroquinine
Salicylate	Aspirin
NSAID	Naproxen, ketololac, piroxicam
Vancomycin	확실치는 않음
Erythromy-cin	주로 정맥 투여에 의해 발생
Cisplati-num(05)	소아에서 이독성 발생률 매우 높고 청력저하는 고주파수, 양측성, 비가역적으로 발생

23

정답 ①

해설

▶ 최신임상이비인후과학 P. 75

노인성 난청에서는 초기에 고음역에 한정된 난청을 특징으로 한다.

III. 외이질환

1. 외이의 질환

1) 이혈종의 호발 부위 및 치료원칙을 설명한다.

- 이혈종(Otohematoma) : 둔탁한 외상에 의하여 이개 연골막하에 출혈되는 것으로 흔히 이개 전면의 함몰된 부위인 삼각와(triangular fossa)와 주상와(scaphoid fossa)의 연골과 연골막 사이에 혈액이나 맑은 혈청이 괴어 있게 되고, 레슬링선수, 유도선수 등에서 흔히 본다. 치료 원칙은 혈종을 제거하고 혈액이 다시 고이지 않도록 하기 위해 연골막과 연골이 마주 닿도록 압박을 가하는 것이다. 단순히 흡인하는 것은 효과가 없으며 반복 천자흡인해야 할 경우가 많고 그래도 재발하는 경우 피부와 연골막에 절개를 하여 혈종을 제거하고 봉합한 후 치과용 면구를 대고 관통 봉합을 하고 항생제를 투여한다.

2. 외이도의 질환

1) 선천성 외이도 폐쇄증의 치료 원칙과 적절한 수술 시기를 설명한다.

- 일측성 선천성 외이도 폐쇄증에서 반대 귀의 청력이 정상인 경우에는 청력 개선술은 가급적 피하고, 외이도 성형술과 고실(이개)성형술을 먼저 실시하되 나중에 실시할 이개의 미용수술에 지장을 주지 않도록 해야 한다. 양측의 외이도 폐쇄증 환자에서 청력 개선술을 시행하는 시기는 초등학교 입학직전인 4-5세경이 적당하고, 그 이전에는 보청기를 이용한 재활이 필요하다. 반대 측은 수술 후 1-2년 뒤에 시행한다.

2) 외이도염에 대하여 설명한다.

(1) 급성국소형외이도염(Acute localizing otitis externa)

- 모낭염으로 시작하여 작은 abscess, 즉 이절(otofuruncle)로 진행

① 원인균 : 대개 S. aureus

② 증상

- 모낭이 많은 외이도 외방의 연골부 외이도에 국한된 통증, 부종, 청력감소
- 통증이 심하며 외이도를 움직이면 통증이 더 심해짐

③ 치료 : 항생제 투여 및 절개 배농

(2) 급성범발성외이도염(Acute diffuse otitis externa, swimmer's ear)

- 외이도의 전반적인 세균성 감염(bony & cartilagenous portion)

① 원인

- 외이도를 면봉, 핀, 손톱으로 긁어 국소외상이 생기면서 시작
- 선행요인 : 잦은 수영, 습한 기후, 좁고 털이 많은 외이도, 보청기, 이어폰의 사용, 습진 등의 피부질환, 당뇨병, 면역저하 상태 등
- 원인균 : P. aeruginosa (m/c), P. mirabilis, S. aureus

② 증상 : 동통, 소양증(m/c), 이충만감, 삼출성이루, 청력감소

③ 진단

- 이학적 검사상 압통, 외이도 협착, 피부의 발적과 부종
- 이개를 후상방으로 움직이면 유발되는 통증이 특징적

④ 치료

a. 외이도를 자주 관찰하고 청결유지

- 외이도의 철저한 세정(0.3% N/S)과 건조유지가 가장 중요
- 가능한 목욕을 삼가며 면봉이나 귀후비개 등에 의한 외이도 자극 회피
- 경도의 염증은 철저한 세정만으로 치료 가능

b. 통증조절 : 심한 경우 경구용 진통제 투여

c. 증상의 경중에 따른 적절한 약제의 이용

- gentian violet, castellani 용액 : 외이도의 산도 및 건조유지
- Pseudomonas를 억제하는 항생제(ciprofloxacin, ofloxacin)와 스테로이드를 포함한 이점액 투여
- 감염의 정도가 외이도를 넘어서면 경구용 항생제(fluoroquinolone)투여
- 분비물이 많고 수포가 있으면 용액이나 크림을 사용하며, 만성 염증으로 가

피형성이 되는 경우 연고를 사용한다.

d. 외이도의 산도유지와 원인인자의 제거

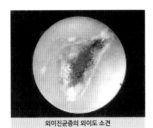

외이진균증의 외이도 소견

3) 이 진균증의 가장 흔한 원인균 및 치료 방법에 대하여 설명한다.

(1) 원인

- 국소 혹은 경구 항생제로 치료받아 온 만성외이도염 환자에서 가장 흔히 발생
- 원인균 : Aspergillus, Candida

(2) 증상 : 소양감(m/c), 난청, 이루, 이물감, 불편감

(3) 진단

- 이경소견 : 홍반성의 외이도 피부에 검은색 혹은 흰색의 곰팡이나 그 조직파편 관찰

(4) 치료 : 자주 외이도 세척, 국소 항진균제 도포

4) 이절과 급성유양돌기염의 감별점을 비교 열거한다.

	이절	급성 유양돌기염
이개의 위치	위쪽으로 밀리기 쉽다.	우뚝 솟고 아래쪽으로 쳐진다.
압통	이개 부착부를 누르거나 이개를 잡아당기면 동통이 있다.	유양돌기첨과 유양와를 누를 때 아프다.
외이도 소견	전하벽이 종대하는 수가 있다.	후상방의 종창 하수
고막 소견	없거나 경미한 변화	심하게 팽윤된다.
청력 변화	없거나 경미한 감소	크게 장애된다.
체온 변화	없거나 미열	고열인 경우가 많다.
X선 소견	없다.	함기세포의 혼탁소견

5) 선천성 전이개 누공과 낭포(Congenital preauricular fistula & cyst)

- 제 1, 2 새궁에서 유래된 6개의 이개융기들이 서로 융합되지 않고 남아 생긴 기형
- 이륜의 전부나, 이주의 상부에 작은 구멍을 형성하며 함몰된 구멍 속에는 낭포(cyst)를 형성하거나 누공로(fistula)를 형성

  (1) 발생부위 : 90%는 이륜전연에 발생(일측 또는 양측)

  (2) 증상
  - 악취 나는 분비물, 염증 시 충혈이나 농양 형성
  - 간혹 가족력을 관찰할 수 있으며 때로 감각신경성 난청 동반가능

  (3) 치료
  - 수술 : 낭포와 누공로의 완전절제(complete surgical removal of fistula tract), 낭포나 누공이 반복적인 염증을 일으키거나 미관상의 문제가 있는 경우 시행하며 수술 전에 누공로를 methylene blue와 같은 색소로 착색시키면 편리

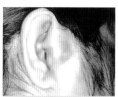

감염된 선천성 전이개 누공

Question

01

37세 남자가 하루 전부터 음식을 씹지 못할 정도로 심한 좌측 귀 통증으로 내원하였다. 평소 성냥개비로 자주 귀를 후볐으며 3일 전부터 왼쪽 귀에 서서히 통증이 생겼다고 한다. 이경검사에서 외이도의 심한 부종과 고름집이 관찰되었다. 적절한 치료는?

① 외이도세척
② 항진균제바름
③ 항바이러스제 바름
④ 부신피질 스테로이드 바름
⑤ 절개배농

02

21세 남자가 2일 전부터 시작된 우측 귀의 통증으로 내원하였다. 한달 전부터 수영을 배우기 시작하였다고 하며, 최근에 감기를 앓은 적은 없다고 한다. 진찰에서 우측 귀를 당기면 심한 통증이 유발되었고, 주위 림프절이 여러 개 촉지되었다. 가장 가능성이 높은 진단은?

① 유양돌기염
② 삼출성 중이염
③ 결핵성 림프절염
④ 급성외이도염
⑤ 급성 중이염

01
정답 ⑤
해설
▶ 최신임상이비인후과학 P. 52
▶ 불결한 귀이개나 성냥 등으로 외이도에 손상을 입힌 병력을 갖고 있던 환자가, 처음에는 약간의 통증을 호소하다가 시간이 지나면서 아주 심한 통증으로 수면장애, 보행이나 식사곤란까지 겪는 경우 가장 먼저 이절(otofuruncle)을 의심할 수 있다. 진단은 자각증상과 국소소견으로 하고 포도상구균이 원인인 경우가 많다. 2~3일 경과하면 그 부위가 종창되고 수일 후 화농절이 터져 농이 배출되므로 초기에는 외이도를 깨끗하게 하고, 항생제의 복용, 압박탐폰 등을 한다. 하지만 화농이 되었으면 절개배농한다.

02
정답 ④
해설
▶ 최신임상이비인후과학 P. 53
외이도염은 덥고 습하거나, 수영을 많이 하는 여름에 많은 질환으로 주로 녹농균에 의해 일어난다. 증상은 통증, 소양감, 난청이 있고 2차 감염이 있으면 국소 림프절 종창이 촉지된다.
잦은 수영과 습한 기후 등은 외이도염의 선행요인으로 작용하며, 귀를 잡아당기면 생기는 심한 이통은 급성외이도염의 특징적인 소견이다.

03

26세 남자가 3일 전부터 좌측 귀가 아파서 병원에 내원하였다. 최근감기를 앓은 적이 없으나, 2일 전에 성냥개비로 귀를 후빈 적 있고 귀구슬(이주, tragus)을 만지면 통증이 유발되었으며, 귀보개(이경) 검사에서 바깥 귓길(외이도)에 분비물과 홍반이 관찰되었다. 고막은 정상이었다. 가장 흔한 원인 미생물은?

① Aspergillus fumigatus

② S. aureus

③ Mucor corymbifer

④ Candida albicans

⑤ Pseudomonas aeruginosa

04

60세 남자가 3일 전 수영 후 귀에 소양감을 느끼다가 난청과 박동성 이통이 발생하며 내원하였다. 이개를 움직이면 동통이 심해졌다. 녹색 분비물, 외이도 피부 부종 및 악취가 있었다. 옳은 것은?

> 가. 연쇄구균이나 포도상구균이 원인균이다.
> 나. 약제로는 polymyxin B가 효과적이다.
> 다. 분비물이 많고 수포가 있으면 연고제를 사용한다.
> 라. 3% 식염수로 외이도 세척 후 곧바로 건조시킨다.

① 가, 나, 다   ② 가, 다   ③ 나, 라

④ 라   ⑤ 가, 나, 다, 라

03

정답 ⑤

해설

▶ 최신임상이비인후과학 P. 53

이절(otofuruncle)은 귀의 통증이 주증상으로 음식을 씹거나 이개를 당길 때 통증이 더욱 심해진다. 외이도 피부의 발적과 종창이 심해지거나 분비물이 외이도를 막으면 난청이나 이폐색감이 생긴다. 포도상구균이 원인인 경우가 많으며 귀지 제거 후나, 수영 후 또는 외이도 습진과 합병되어 일어나는 일도 있다. 주로 연골부 외이도에 발생한다.

성냥개비로 귀를 후빈 기왕력이나 귀구슬(tragus)을 만지면 생기는 통증 및 이학적 검사상 외이도의 분비물과 홍반은 외이도염을 의미하며 논란의 여지는 있지만 분비물과 홍반소견이라면 지문의 흐름 상 국소성 외이도염보다는 전반적인 외이도의 감염인 범발성외이도염(diffuse otitis externa)의 가능성이 더 높다.

→ 범발성외이도염의 가장 흔한 원인균은 P. aeruginosa

c.f) 급성국소성외이도염은 대개 하나의 화농봉소로 출현하며 원인균은 S. aureus가 가장 흔함

04

정답 ④

해설

▶ 최신임상이비인후과학 P. 53

급성외이도염(범발성 외이도염)

가. 녹농균이 가장 흔한 원인균

나. polymyxin B는 항소염점이액의 일종으로 사용가능

다. 부종이 심한경우 corticosteroid, 항알레르기, 항소염점이액을 사용하나 연고제는 아니며, 치료의 원칙은 청결유지와 건조시

라. 치료원칙은 외이도를 자주 관찰하며 청결히 하고, 통증 조절 등이며, 세척은 3% 식염수로 하고 건조하게 유지하되 지나친 세척은 피하는 것이 좋다.

05

이절과 급성 중이염의 비교로 잘못 설명한 것은 어느 것인가?

① 이절은 여름에 많다.

② 이절은 열이 나는 경우가 드물다.

③ 이절은 난청을 일으키기 어렵다.

④ 이절은 이개의 견인통이 있다.

⑤ 이절에서 이루는 점액성이다.

06

12세 된 남자아이가 귓바퀴 앞에 작은 구멍으로 내원하였다. 작년에 4회 부었으며, 1달 전 같은 증상으로 항생제 치료하여 치유되었다고 한다. 필요한 처치는?

① 샛길을 통한 경화요법

② 샛길을 넓게 절개

③ 샛길 주위를 절개 후 긁어냄

④ 샛길을 봉합

⑤ 샛길과 앞쪽의 낭을 절제

05
정답 ⑤

해설

▶ 최신임상이비인후과학 P. 52
이절의 이루는 농성이며 점액성분이 적은 것이 중이염과의 감별에 도움이 된다.

06
정답 ⑤

해설

▶ 최신임상이비인후과학 P. 50
선천성 전이개 누공 및 낭포(congenital preauricular fistula and cyst) : 제1 및 제2 새궁에서 유래한 이개융기들이 서로 융합되지 않아 이륜(helix)과 이개(tragus)사이의 이개 전상부에 작은 구멍을 형성하는 선천성 질환으로 일측 또는 양측에 생길 수 있다. 치료는 누공과 낭포의 완전한 수술적 제거이나, 누공과 낭포의 불완전 제거는 병변의 재발을 초래하고 재수술에 의한 병변 제거는 더욱 어렵기 때문에 수술적 치료는 낭포나 누공에 반복되는 염증이 있거나 미관상의 문제가 있을 때 낭포와 누공을 완전 절제 해야한다.

07

30세 여자환자가 2~3일된 귀 통증을 주소로 내원하였다. 환자는 바깥귀 가려움증, 귀 충만감, 소량의 맑은 콧물이 있었다. 통증은 귓바퀴 부착부를 누르거나 귓바퀴를 당기거나 음식을 씹을 때 심해졌다. 귀 뒤 압통은 없었으나 오른쪽 바깥귀 길에 발적이 있었고 심하게 좁아져 있어 고막을 관찰하기 어려웠다. 다음 중 진단으로 알맞은 것은?

① 띠헤르페스
② 급성 중이염
③ 급성 꼭지돌기염
④ 범발바깥귀염
⑤ 귀진균증

08

21세 남자가 2일 전부터 시작된 우측 귀의 통증을 주소로 내원하였다. 한 달 전부터 수영을 배우기 시작하였다고 하며 최근 감기를 앓은 적은 없었다고 한다. 진찰에서 우측 귀를 당기면 심한 통증이 유발되었고 주위 림프절이 여러 개 촉지되었다. 다음 중 가장 가능성이 높은 진단은?

① 유양돌기염
② 삼출성 중이염
③ 결핵성 림프절염
④ 급성 외이도염
⑤ 급성중이염

07
정답 ④
해설
▶ 최신임상이비인후과학 P. 53
고막을 관찰하기 어려워 중이염 여부를 확실히 판단하기는 어려우나 귀 가려움증이 있고 또한 귀를 움직일 때 발생하는 통증(바깥귀길염에 특이한 증상)이 있어 바깥귀길염을 의심해 볼 수 있다.

08
정답 ④
해설
▶ 최신임상이비인후과학 P. 52
감기 등 중이염의 유발인자 없으며 최근 수영을 배우기 시작했고(바깥귀길염의 위험인자) 귀를 당기면 통증이 발생하는 등 소견을 종합해 보면 바깥귀길염의 가능성이 높은 증례이다.

Ⅳ. 중이질환

1. 고막의 외상

1) 외상성고막천공(Traumatic TM perforation)에 대하여 설명한다.

   (1) 원인

   ① 직달성 손상 : 머리핀, 귀이개, 이쑤시개, 성냥 등의 이물로 외이도를 후비거나 혹은 이구나 이물을 제거할 때 발생

   ② 개달성 손상 : 구타나 폭발 등으로 인한 외이도 내의 순간적인 기압변화나 이관통기에 의한 손상

   (2) 부위 : 고막 긴장부의 하방(inferior portion), 전하방(ant. inferior)(m/c) & 후하방(post. inferior)

   (3) 증상 : 청력장애, 이명, 이통

   (4) 소견

   ① 파열의 모양이 linear or stellate appearance

   ② 고막파열연은 fresh margin을 보이고 예리하고 불규칙

   ③ 파열연 주위에 fresh blood clot

   → 시간이 경과하면 주위 blood clot과 sharp margin이 점점 smooth & round해짐

(5) 치료

① 90%에서 자연치유(특별한 이상이 없는 경우 일단 경과 관찰)

② 외이도가 오염되어 있는 경우 이것을 깨끗이 해주는 것 이외에는 이세척, 점이액 그 밖의 어떠한 조작도 해서는 안 됨

③ 외이도는 깨끗한 솜으로 막아주고 코를 풀지 않게 주의시킴

④ blood clot이 있을 때 제거할 수 있으면 제거하고 그렇지 않으면 놔둘 것

⑤ paper patch를 사용하여 천공부위를 막아줌

⑥ 2차 감염 방지 위해 감염 위험 있는 경우 항생제 사용

⑦ 수술 : 수개월 후에도 치유기 지연되는 경우 고막성형술이나 고실성형술 시행

(6) 예후 : 원인이 burn에 의한 경우는 poor px.

	급성 중이염	만성 중이염	외상성 천공
천공의 형상	극히 적음	크고 원형, 타원형	방추형, 초승달형 등 유각성
변연상태	거칠상	비후하여 둥근 느낌	예리하며 응혈이 붙어 있음
분비물, 농상태	다량, 박동성	분비물은 다소 있다	분비물이나 농은 없음
고막상태	뚜렷한 충혈	반흔, 혼탁, 석회화 등	대개는 정상이나 때로 충혈
청력	뚜렷한 감소	뚜렷한 감소	약간 감소

중이염과 외상성 고막천공의 감별진단

2. 급성 중이염과 급성 유양돌기염

1) 중이염의 종류를 열거한다.

(1) 병의 유병기간에 따라 : 급성(3주까지), 아급성(3주~3개월), 만성(3개월 이상)

(2) 고막의 천공 여부에 따라 : 삼출성 중이염(장액성, 화농성, 점액성), 천공성 중이염(이루성, 비이루성)

- 그러나 일반적으로 중이염은 크게 발열, 통증, 고막의 발적, 삼출액 등의 증상이 동반되는 급성화농성중이염과 통증, 고막의 팽륜, 발적이 없이 나타나는 만성삼출성중이염, 그리고 고막의 천공과 이루라는 특징적인 증상을 갖고 있는 만성화농성중이염이 있다.

2) 급성중이염(Acute otitis media)에 대하여 설명한다.

(1) 급성 중이염의 정의

- 중이강에 발생하는 모든 급성 염증 현상

▶ 중이염의 분류

① 임상소견

- 삼출성중이염 : 고막에 천공이 없고 중이강 내에 염증성 액체가 고임
- 화농성중이염 : 고막에 천공이 있으며 화농성 분비물 배출

② 발병 후 경과 기간에 따라

- 급성중이염 : 3주 이내
- 아급성중이염 : 3주-3달
- 만성중이염 : 3달 이상

(2) 병인론

① 이관의 기능

a. 중이나 유양봉소의 점막으로부터 비인강으로 분비물의 배출기능

b. 대기의 압력과 중이강의 압력의 평형을 유지하기 위한 환기기능

c. 비인강으로부터 중이강 쪽으로 오염된 물질이나 비정상적인 압력이 역류되는 것을 막아주는 보호기능 → 중이의 기능을 유지하기 위한 이관의 기능부전으로 중이염이 쉽게 발병

② 미생물감염 : 주 감염로는 이관을 통한 감염(ascending infection via E-tube)

- 바이러스감염
- 세균감염 : S. pneumonia (m/c), H. influenza, M. catarrhalis
- 중이점막의 변화

③ 알레르기, 환경적·유전적 요소

(3) 증상과 징후

① 초기 이폐색감과 압박감 후 발열, 이통, 난청, 이명, 이루

② 전신증상 : 급성염증기에는 두통, 식욕부진, 구토, 설사, 불안감 등의 전신증상

(4) 병리경과에 따른 분류

- 제 1기(발적기) : congestion이 나타나는 시기로 otalgia, earfullness, fever 호소
- 제 2기(삼출기) : fever & pain이 점진적으로 증가하고 고실의 exudation, TM이 bulging
- 제 3기(화농기) : TM perforation과 농성 및 점액농성의 이루발생, fever는 감소

- 제 4기(융해기) : mastoid air cell이 파괴되면서 granulation tissue, infection형성

(5) 진단

- 이경소견 : 고막의 충혈, 팽륜, 천공, 삼출물 등

(6) 치료

① 안정

② 항생제 : 급성중이염의 치유 및 유양돌기염 등의 합병증 방지

　　a. penicillin이나 EM 계통이 유효, 통상 10일간 투여

- 1차 선택약제 : ampicillin이나 amoxicillin
- 2차 선택약제 : amoxicilline-clavulanate(Augmentin), cefuroxime axetil, cefixime 등

　　b. penicillin에 과민반응이 있는 경우 : EM, sulfonamide

③ 국소이용액(ear drop) : 고막의 천공으로 이루가 있는 경우

④ 소염진통제와 비점막 수축제 : 초기에 사용하는 것이 직접적인 치료효과는 없다고 하나 자주 동반되면 상기도염 증상을 완화하는데 도움

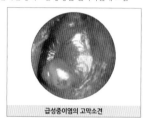

급성중이염의 고막소견

⑤ 고막절개(myringotomy) 또는 고막천자

▶적응

- 고막의 발적, 팽륜이 있고 심한 이통이나 두통, 고열 있을 때
- 유아가 경련발작을 할 때
- 전신상태가 극히 불량한 경우, 항생제 치료에 반응 없을 때
- 두개 내 합병증이 있을 때
- 신생아나 면역결핍 상태일 때

⑥ 반복되는 원인에 대한 치료(구개편도나 아데노이드 절제술) 및 만성부비동염의 치료

(7) 후유증과 합병증(대부분은 2-4주 내에 완치)

- 고막천공, 석회침착, 전음성 또는 감음성 난청
- 삼출성 중이염이나 만성 중이염으로 이행
- 급성유양돌기염, 안면신경마비, 추체염, 화농성 미로염
- 두개 내 합병증 : 수막염, 경막외농양, 측정맥동 혈전정맥염, 뇌농양

3) 소아가 성인에 비하여 중이염에 잘 걸리는 이유를 설명한다.
- 유소아는 성인에 비해 감염에 대한 면역기능이 미숙하고, 잦은 상기도염 때문에 유소아 때 비인강 내에 풍부하게 있는 아데노이드와 같은 림프조직에 염증과 부종이 생겨 이관기능의 장애가 빈번하게 발생한다. 유소아 이관의 구조도 성인의 이관에 비하여 상대적으로 더 넓고 짧으며 수평에 가까워 이관을 통해 역류 감염되기 쉬우며, 이관의 개폐에 관여하는 이관연골이나 연구개의 긴장과 이완작용을 하는 근육의 발달이 미숙하기 때문이다.

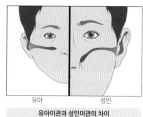

유아   성인

유아이관과 성인이관의 차이

4) 급성중이염의 흔한 원인균을 3가지 이상 열거한다(2문항 설명 참조).

5) 급성 중이염의 치료 원칙을 설명한다(2문항 설명 참조).

6) 급성유양돌기염을 의심할만한 증상 및 징후를 열거한다.
- 이통, 이후부 동통, 발열이 주된 증상임
- 급성 중이염에서 2주 이상 지속되는 다량의 농성 이루, 지속적인 발열 또는 중이염 발병 후 2주일 이상이 지나서 발생하여 지속 또는 반복되는 이후부 통증, 유양돌기 부위의 홍반, 압통, 부종, 유양동 부근 외이도 골부의 골막 비후로 인한 외이도의 sagging 등 급성유양돌기염을 의심할 만한 특징적인 소견이다.

3. **삼출성 중이염**

1) 이관기능장애에 의한 삼출성 중이염 발생기전을 설명한다.

▶ Vacuum theory

- 이관이 폐쇄되면 중이강 내의 기압이 떨어지고 고막이 함몰된다. 이관의 폐쇄가 장기화되면 중이강의 기압이 더욱 낮아져 이에 대한 보상작용으로 중이강 점막조직에 부종이 생기며 모세혈관이 팽창되고 혈관벽의 투과성이 높아져 혈액으로부터 중이강 내로 삼출액이 나와 중이강 내의 음압을 감소시키려는 현상이 생긴다. 이와 같은 기전으로 삼출액이 생기는 것을 진공이론(Vacuum theory)이라 한다.

2) 삼출성 중이염의 증상과 진단 방법을 설명한다.

(1) 증상

① 전음성 난청, 이명, 이폐색감, 자신의 음성이 크게 울려 들리는 자성강청(autophonia)

② 유·소아가 TV 소리를 높이거나 TV를 가까이에서 보려고 하는 행동 등

(2) 진단

① 고막소견

    a. 고막함몰, 광택소실, 황갈색(호박색)의 고막(amber colored TM)

    b. 고막의 회백색 혼탁이나 섬회침착 혹은 반흔성 비후

    c. 점액성 삼출액은 갈색이나 암회색(dirty gray), 혈액성 삼출액은 청색고막(blue drum)

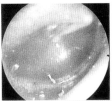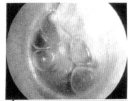

삼출성 중이염 환아의 우측 및 좌측 고막 사진

② 통기이경(pneumatic otoscope)을 이용한 이경검사 : 고막의 운동성 감소

③ 임피던스 청력검사 : 고막 가동성이 전체적으로 낮아진 고실도 B형 혹은 중이강 내가 음압임을 보이는 C형

④ 청력검사 상 10-40 dB의 전음성 난청 혹은 고막천자 상 삼출액확인(diagnostic)

⑤ 다운증후군이나 구개열같은 이관기능장애를 유발하는 두개안면기형여부 검사 : 구
호흡이나 비폐색음을 보이는 경우 아데노이드 증식 의심

3) 소아 삼출성 중이염의 치료원칙을 설명한다.

(1) 원인질환의 제거

① 상기도염증, 만성부비동염, 알레르기, 아데노이드 비대 등의 원인 치료

② 간접흡연이나 집단생활 또는 비위생적인 생활 등의 환경요인 개선

(2) 약물요법

① 항생제

② 점막수축제, 항히스타민제

* 항생제, 점막수축제, 항히스타민제 등을 우선 사용할 수 있으나 점막수축제나 항히스
타민제의 사용은 삼출성 중이염의 치료에 별다른 영향을 주지 못한다는 보고가 많다.

(3) 이관통기법 : 상기도 급성 감염이 없는 경우 시도

(4) 수술적 처치 : 약물과 고식적 치료를 사용하여 3개월 이상 지속 시

① 환기관튜브삽입술(v-tube insertion), 고막절개술(myringotomy)

② 편도와 아데노이드절제술(T&A) : 유소아의 구개편도비후나 아데노이드 증식증이
원인인 경우

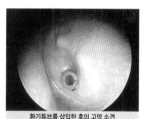

환기튜브를 삽입한 후의 고막 소견

4. 만성 중이염과 진주종

1) 만성 중이염과 진주종성 중이염에 대하여 설명한다.

▶ 만성중이염과 진주종(Chronic otitis media and Cholesteatoma)
- 천공성(비진주종성) 만성중이염 : 고막이 천공
- 진주종성만성중이염 : 고막천공 유무와 상관없이 진주종 형성

▶ 진주종
- 진주종성 중이염은 고막 혹은 외이도의 편평상피가 고실 내로 증식, 침입하여 시작되며 각질이 축적되고 주위의 뼈를 파괴하면서 서서히 커져서 이소골과 골미로나 고실 또는 유돌고실개(tegmen tympani)의 골벽을 압박, 파괴시키는데 이런 편평상피 덩어리를 진주종(cholesteatoma)이라 부른다. 진주종은 기원에 따라서 선천성 진주종(congenital cholesteatoma), 후천성 진주종(acquired cholesteatoma)으로 나누며 후천성 일차성 진주종성이 가장 흔하다. 이는 이관의 기능 장애로 중이강에 음압이 생겨 고막의 상부나 후상부가 상고실이나 고실의 내측으로 함입되어 내함낭을 형성하고 케라틴이 축적되어 생긴다.

(1) 원인
　① 이관의 기능장애와 미생물 감염
　　▶ 원인균 : 호기성 세균과 혐기성세균의 복합감염이 가장 많음, S. aureus (m/c), pseudomonas
　② 측두골의 함기화 부전
　③ 발병기전
- 만성화농성 중이염은 원인균의 독성, 환자의 저항력, 점막의 상태, 부적절한 치료, 코나 비인강의 질환으로 인한 중이염의 만성화 등의 원인으로 중이점막의 염증이 만성적으로 지속되어 발생한다. 또한 이관의 기능장애도 주요 발병원인 이다.

(2) 병리조직소견
- 중이강에 육아조직의 형성, 콜레스테롤 육아종, 진주종, 섬유화, 골변화 등의 비가역적 변화

(3) 증상
　① 이루(otorrhea) : m/c
　② 청력장애 : 대부분 전음성 난청, 순음청력검사 시 저주파수의 심한 기도청력손실

③ 이통은 드물며, 골미로에 누공 발생 시 현훈 호소

④ 고막천공 : 비진주종성은 대개 중심부 위치, 상부나 변연부에 천공 시 진주종 시사

(4) 진단

① 병력청취 : 이루, 청력소실, 이통, 현훈, 안면마비 등

② 이경 : 진주종(각화한 편평상피)의 확인

③ 청력검사

④ 측두골방사선검사(단순방사선검사 및 CT) : 골파괴의 유무 확인

(5) 치료

① 내과적 치료

  a. 외이도와 중이강의 청결 유지 : 가피제거 및 분비물 흡인, 건조상태 유지

  b. 국소항생제 도포

  c. 점이액 사용 : 항생제, 스테로이드, 산화용액, 항균제 조합

  d. 전신적 항생제 투여

- 국소적 치료에 반응하지 않는 재발성 이루
- 만성 염증이 최근에 활동성으로 나타난 경우
- 두개 내 합병증이 의심되는 경우

② 수술

2) 진주종성 중이염의 임상적 중요성을 설명한다.

- 진주종성 중이염은 고막 혹은 외이도의 편평상피가 고실 내로 증식, 침입하여 시작되면 각질이 축적되고 주위를 뼈를 파괴하면서 서서히 커져서 이소골과 골미로나 고실 또는 유돌고실개 골벽을 압박, 파괴시킨다.
- 난청과 현훈, 얼굴신경마비, 뇌염이나 뇌농양 등의 두개 내 합병증을 일으킬 수 있다.

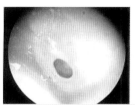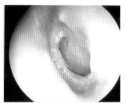

진주종이 없는 만성 중이염 환자의 이내시경 사진

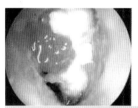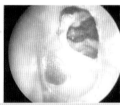

진주종성 중이염 환자의 이내시경 사진

5. 중이염의 합병증

1) 중이염의 두개 내외 합병증을 열거한다.

중이염 합병증의 분류	
1) 두개외 합병증(extracranial complication) 측두골내 합병증(intratemporal complication) 융합성 유양돌기염(coalescent mastoiditis) 안면신경마비(facial nerve paralysis) 내이염(labyrinthitis) 추체염(petrositis) 측두골외 합병증(extratemporal complication) Bezold 농양 협골부 농양(zygomatic abscess) 이개후 농양(postauricular abscess)	2) 두개내 합병증(intracranial complication) 뇌외 합병증(extracerebral complication) 경막외농양(epidural abscess) 경막하농양(subdural abscess) 측정맥동혈전성정맥염(lateral sinus thrombophlebitis) 뇌막염(meningitis) 뇌내 합병증(intracerebral complication) 뇌농양(brain abscess) 이성 수두증(otitic hydrocephalus)

2) 만성 중이염으로 인한 두개 내 합병증을 의심하는 증상을 3가지 이상 기술한다.

- 만성 중이염에서는 일반적으로 통증이 없으나 폴립이나 육아조직 등이 이루의 배출을
  막거나 경막염, 정맥동주위염, 뇌농양 등 두개 내 합병증이 있으면 통증이 생기며 이와
  같이 심한 이통, 발열, 오한, 두통, 현기증 등의 위험신호(warning sign)가 생기면 두개
  내 합병증을 반드시 의심해야 한다. 특히 진주종성 중이염의 경우 골미로가 파괴되어
  어지러움증이 생기기도 하고 안면신경마비나 뇌막염 혹은 뇌농양 등의 두개 내 합병증
  을 일으키는 수도 있다.

6.   중이염의 수술

1) 중이수술의 목적을 열거한다.

① 중이열(middle ear cleft) 내의 염증, 병소를 완전히 제거하여 재발 방지

② 고막과 이소골의 재건으로 청력 개선

Question

01

우측 귀를 쇠 젓가락으로 찔린 후 귀에서 출혈이 되어 곧바로 응급실로 내원하였다. 이때 환자에서 관찰해야 할 점으로 알맞은 것은?

> 가. 귀에서 고름이 나오는가?
> 나. 균형을 잘 잡고 걷는가!
> 다. 뒤에서 부르는 소리에 반응하는가?
> 라. 눈을 감았을 때 대칭적으로 잘 감기는가?

① 가, 나, 다　　　② 가, 다　　　③ 나, 라
④ 라　　　　　　⑤ 가, 나, 다, 라

02

35세 남자가 귀를 후비다가 심한 통증과 함께 출혈이 있은 후 귀가 잘 들리지 않는다고 한다. 가능성 높은 진단은?

① 고막 손상
② 급성 중이염
③ 소음성 난청
④ 삼출 중이염
⑤ 돌발성 난청

01
정답　③
해설
▶ 최신임상이비인후과학 P. 57
내이 및 안면 신경에 대하여 검사해야 한다. 손상 직후이므로 고름은 나오지 않을 것이며 청력 검사 시 반대 쪽 귀는 손상이 없으므로 편측 귀의 난청 검사를 시행해야 한다.

02
정답　①
해설
▶ 최신임상이비인후과학 P. 57
외상(귀후빔) 후 발생한 이통 및 청력 감소
→ 외상성 고막손상
귀를 후비다가 받은 손상(직달성 손상)과 손으로 뺨을 맞았을 때와 같은 외이도의 급격한 기압상승(개달성 손상) 등의 경우와 두부외상을 받아 측두골 골절에 동반되어 고막이 손상될 수 있다.

03

25세 군인이 폭발음을 들은 직후 시작된 이명과 난청을 호소하여 내원하였다. 이 질환에 대한 설명 중 옳지 않은 것은?

① 고막파열연은 예리하고 불규칙하다.

② 파열연은 고막의 전하방에 가장 흔히 발생한다.

③ 외이도에 항생제 약을 투여한다.

④ 외이도 입구를 소독된 솜으로 막아준다.

⑤ 수 개월 후에도 치유되지 않으면 고막성형술을 시행한다.

03

정답 ③

해설

▶ 최신임상이비인후과학 P. 57

외상성 고막 천공이 있는 경우 외이세척이나 점이액 투여 등 어떠한 조작도 하지 말아야 하며 오염되지 않도록 주의해야 한다.

*외상성 고막천공의 치료원칙

• 외이도가 오염되어 있는 경우 이것을 깨끗이 해주는 것 이외에는 이세척, 점이액 그 밖의 어떠한 조작도 해서는 안 되며 단지 깨끗한 솜으로 막아주는 것이 좋다.

• Blood clot이 있을 때 제거할 수 있으면 제거하고 그렇지 않으면 놔둘 것

• Paper patch 사용

• 감염 위험 있는 경우 항생제 사용

• 수술 : 수개월 후에도 치유가 지연되는 경우 고막성형술이나 고막절개술 시행

04

31세 남자가 3일 전 손바닥으로 귀를 맞고 병원에 왔다. 다음은 고막사진이다. 적합한 치료는?

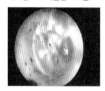

① 추적관찰

② 등장성 식염수로 외이도 세척

③ 항생제 점이액 도포

④ 항생제 경구투여

⑤ 고막성형술

04

정답 ①

해설

▶ 최신임상이비인후과학 P. 57

고막 손상의 치료는 외이도가 오염되어 있는 경우 이것을 깨끗이 해주는 것 이외에는 이세척, 점이약이나 그 밖의 어떤 조작도 가해서는 안된다.

• 외상에 의한 고막천공으로 90%에서 자연 치유되므로 특별한 이상이 없는 한 외이도를 깨끗하게 막아두고 추적 관찰하는 것이 좋다.

② ③ → 외이도 내로 어떤 이첨액도 투여하지 않는 것이 좋다.

④ → 감염이 의심되는 경우에 한해서만 제한적으로 투여

⑤ → 수개월동안 치유가 되지 않는 경우에 시행

05

30세 남자가 전날 구타당한 후 왼쪽 귀의 충만감 때문에 병원에 왔다. 왼쪽 고막에 삼각형 천공이 있었으며, 이루(귀의 분비물, otorrhea)는 없었다. 처치로 적절하지 않은 것은?

① 자연 회복을 기다린다.

② 물이 들어가지 않게 주의한다.

③ 항생제 이(귀) 용액을 감염 예방을 위해 투여한다.

④ 측두골(관자뼈) 방사선검사를 시행한다.

⑤ 청력검사를 시행한다.

06

3일 전 뺨을 맞고 내원한 환자의 고막 진찰에서 전상방에 4 mm^2 정도의 고막 천공이 있으면서 화농성분비물이 관찰될 때 적절한 조치가 아닌 것은?

① 항생제 포함된 점이액을 투여한다.

② 경구용 항생제를 투여한다.

③ 외이도를 깨끗하게 닦아준다

④ 고막 patch를 시행한다.

⑤ 해당사항 없다.

07

외상성 고막천공에 대한 가장 올바른 처치는?

① 외이도를 소독해 준다.

② 외이도에 항생제 점이액을 넣어준다.

③ 외이도 입구를 소독된 솜으로 막아준다.

④ 외이도에 소독액을 적신 솜을 삽입한다.

⑤ 즉시 고막성형술을 시행한다.

05

정답 ③

해설

▶ 최신임상이비인후과학 P. 57

외이도가 오염되어 있을 경우 이것을 깨끗이 해주는 이외에는 이세척, 점이약이나 그 밖의 어떤 조직도 가해서는 안 된다. 이 환자의 경우 외상에 의한 측두골 골절이나 이소골 연쇄의 손상 여부를 확인하기 위해 방사선 검사를 시행한다. 측두골 골절이 수반된 경우 난청을 보일 수 있다.

06

정답 ④

해설

▶ 최신임상이비인후과학 P. 57

감염이 있는 경우 항생제를 사용하여야 하며 분비물이 있으면 외이도를 청결하게 해주는 것이 좋다.

07

정답 ③

해설

▶ 최신임상이비인후과학 P. 57

외이도는 깨끗한 솜으로 막아주고 90%에서 자연치유되나 수 개월 후에도 치유가 지연되는 경우 고막성형술을 시행

①,②,④ → 외이도가 오염되어 있는 경우 이것을 깨끗이 해주는 것 이외에 외이도안에 ear drop, antibiotics drop 등을 투여해서는 안 되며 그 밖의 어떤 조직도 해서는 안 된다(protection from water).

⑤ → 고막 성형술은 3달 이상 치유가 지연되는 경우 시행

08

1년 2개월된 여자 아이가 2일 전부터 감기 기운이 있었다. 저녁부터 왼쪽 귀의 통증과 열이 나서 병원에 왔다. 다음의 사진은 왼쪽 고막을 찍은 것이다. 적절한 치료법은 어느것인가?

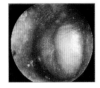

① 산소요법   ② 윤액요법   ③ 온열요법

④ 이관통기   ⑤ 고막절개

08
정답 ⑤
해설
▶ 최신임상이비인후과학 P. 58
급성중이염에서 귀의 통증이 심하고 고막에 발적 · 팽융을 보이는 경우 고막절개를 한다.

09

5세 남아가 최근 상기도염을 앓은 후 이틀 전부터 시작된 발열과 우측 귀의 통증을 주소로 내원하였다. 진찰결과 우측 고막은 심하게 붉은 색을 띠고 돌출되어 있었다. 다음 중 적절한 치료로 알맞은 것은?

> 가. 고막 절개를 하여 고막 내의 분비물을 제거한다.
> 나. 진통제를 투여한다.
> 다. 항생제를 투여한다.
> 라. 비점막 수축제를 투여한다.

① 가, 나, 다   ② 가, 다   ③ 나, 라

④ 라   ⑤ 가, 나, 다, 라

09
정답 ⑤
해설
▶ 최신임상이비인후과학 P. 58

10

급성 중이염이 만성화되는 원인으로 볼 수 있는 것은 어느 것인가?

가. 녹농균의 혼합감염
나. 측두골의 기포화 불량
다. 당뇨병
라. 내이성 난청

① 가, 나, 다   ② 가, 다   ③ 나, 라
④ 라   ⑤ 가, 나, 다, 라

11

4세 남아가 감기 후 심한 귀 통증으로 내원하였다. 귀보개(이경) 검사에서 고막 뒤쪽 충혈과 고막 표면의 회백색 퇴적물이 보였다. 고실도에서는 B형이 관찰되었다. 진단은?

① 삼출 중이염
② 급성 중이염
③ 만성 중이염
④ 진주종 중이염
⑤ 결핵 중이염

10

정답 ①

해설

녹농균은 항생물질에 내성을 가지는 경우가 많아 염증을 만성화시킨다. 이관은 중이강내의 염증 drainage와 가스교환의 ventilation 작용이 있는데, 기능이 나빠지면 염증을 만성화시킨다. 또한 측두골의 유돌봉소는 가스교환을 하여 중이를 함기화시키는데, 기포화불량은 염증을 만성화시킨다. 또한 당뇨병도 염증 만연화를 초래한다.

11

정답 ②

해설

▶ 최신임상이비인후과학 P. 58~63

1) 삼출성중이염 : 급성증(통증이나 발열)이 없으며 주로 이충만감이나 청력장애를 호소한다.
2) 급성중이염 : 급성화농성중이염이라고도 불리며 삼출기 때 중이강 내에 농성 혹은 점액성 삼출액이 차며 이 시기에 이통이 심해지고 발열 등의 전신증상이 나타남, 발적된 고막이 비후되거나 고실 내 삼출액의 압력에 의해 주로 고막후상부가 팽륜되는 소견을 보인다.
3) 만성중이염 : 고막의 결손이 있으면서 중이와 유양돌기에 만성적인 염증에 의하여 이루가 있는 단계이며, 3개월 이상의 병의 경과를 가지는 경우를 총칭, 이루가 가장 흔한 증상이며 이통은 드물다.
4) 진주종성중이염 : 점액상의 악취가 나면서 적은 양의 이루가 있고 이경검사상 진주종을 확인한다. 중이강 또는 측두골의 함기화 부위에 각질편평상피가 존재한다.
5) 결핵 중이염 : 초기 여러 개의 고막천공이 통증없이 발생, 시간이 경과함에 따라 천공이 하나로 되며 중이강의 점막에 결절 및 건락화를 형성한다. 자각증상이 적다. 대부분 전신 결핵에 속발하고, 고막천공을 동반한 무통성의 삼출성 이루가 특징이며 이경검사상 창백한 색의 육아조직이 관찰된다.

12

6세 소아가 좌측 귀 통증 때문에 병원에 왔다. 보호자에 의하면 7일 전부터 감기 기운이 있고, 3일 전부터 귀가 아프다고 호소하였다. 귀보개(이경) 검사에서 좌측 고막이 심하게 충혈되고 밖으로 돌출되었으나 천공은 없었다. 진단은?

① 급성 중이염　　② 장액성 중이염　　③ 급성 미로염

④ 메니에르병　　⑤ 진주종

12
정답 ①
▶ 최신임상이비인후과학 P. 58
경과기간이 3주 이하이고 이통, 상기도 감염이 있으며 고막의 발적 등으로 미루어 보아 급성 중이염이다.

13

소아 급성 중이염의 가장 흔한 감염 경로는?

① 외이도염의 고막을 통한 감염

② 유양돌기염의 직접 전파

③ 혈행성 감염

④ 림프관성 감염

⑤ 상기도감염의 유스타키오관을 통한 감염

13
정답 ⑤
해설
▶ 최신임상이비인후과학 P. 58
급성중이염의 가장 흔한 감염경로는 이관을 통해 상기도 감염이 중이강으로 전파되는 경우이며 특히 유소아에서는 면역계가 미성숙하고 이관이 성인에 비해 수평으로 위치하고 내경이 넓고 길이가 짧으며, 기능적으로도 성인보다 환기기능이 떨어져 쉽게 전파된다. 드물게 외이도를 통하거나 혈행성으로 감염이 되는 경우도 있다.

14

귀의 통증과 발열을 주소로 내원한 11세 남아의 고막 사진이다. 이 질환의 원인균으로 가장 흔한 균은?

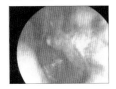

① P. aeruginosa　　② S. pneumoniae　　③ M. catarrhalis

④ H. influenza　　⑤ S. aureus

14
정답 ②
해설
▶ 최신임상이비인후과학 P. 58
고막이 전체적으로 발적되어 있고, 광추가 소실되어 있으며, 이통과 발열의 전신증상으로 보아 급성화농성중이염을 의심할 수 있다. 주요 원인균으로는 S. pneumonia, H. influenza가 있으며 이중 S. pneumonia가 가장 흔한 원인균이다.

15

3세 남자아이. 급성 중이염에 걸린 후 되묻는 일이 많아졌다. 다음은 임피던스 오디오메트리에 의한 검사결과를 나타낸 것이다. 이것으로 고려되는 질환은 어느 것인가?

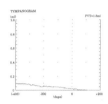

① 악성 외이염

② 고막염

③ 삼출성중이염

④ 만성 중이염

⑤ 진주종성 중이염

16

4세된 남아가 2주 전부터 TV 소리를 크게 높이고, 작은소리에 반응이 없어 엄마와 함께 내원하였다. 귀앓이나 귀물(otorrhea)은 없었다. 진단은?

① 고막천공   ② 돌발난청   ③외이도 이물

④ 급성중이염   ⑤ 삼출중이염

15

정답 ③

▶ 해설

▶ 최신임상이비인후과학 P. 60

1) 악성 외이도염은 당뇨병 등에 합병되는 난치성 외이도염으로 소아에게는 드물다.

2) 고막염은 중이 내에서는 이상을 보이지 않는다.

3) 삼출성 중이염이 이 문제와 가장 일치된다.

4) 만성 중이염은 임피던스 오디오메트리를 시행할 수 없다.

5) 진주종성 중이염은 임피던스 오디오메트리 B를 보이지 않는다.

16

정답 ⑤

▶ 해설

▶ 최신임상이비인후과학 P. 60

삼출성중이염의 증상

(otitis media with effusion, serous otitis media)

이폐색감, 가벼운 이통, 전음성난청, 이명 등의 증상을 호소한다. 소아는 이런 증상을 잘 표현하지 못하거나 학교신체검사에서 발견되거나 주의가 산만하거나, TV 볼륨을 높이거나 너무 가까이서 시청하여서 보호자에 의해 병원에 진찰이 의뢰되는 일이 많다.

고막은 함몰되고, 누런색이거나 호박색을 띠며 삼출액선(air–fluid level)이 수평으로 보이거나 공기방울의 음영이 보이기도 한다.

17

7세 남자아이. 학교에서 실시한 건강진단에서 오른쪽 귀에 난청이
있는 것으로 지적되어 정밀검사를 받기 위해 병원에 왔다. 귀의 통
증이나 이루는 없다. 임피던스 오디오메트리(팀파노메트리)는 B형
이다. 다음은 순음청력검사결과를 나타낸 것이다. 가장 고려되는
질환은 어느 것인가?

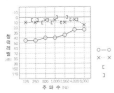

① 급성 중이염 　　② 삼출성 중이염 　　③ 이경화증

④ 돌발성 난청 　　⑤ 기능성 난청

17
정답 ②

해설

▶ 최신임상이비인후과학 P. 60
유소아의 전음난청이며 팀파노메트리가 B형
(평탄)이면 우선 삼출성 중이염을 고려한다.

18

6세 여자아이. 코골이와 난청 때문에 엄마가 아이를 데리고 병원에
왔다. 3세경부터 코골이를 하기 시작했는데 아데노이드 때문이라
고 했다. 최근 왼쪽 귀의 난청이 심해졌다. 다음은 이 환자의 오디
오그램을 나타낸 것이다. 진단에 가장 유용한 검사는 어느 것인가?

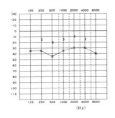

① 자기오디오메트리 　　② 어음청력검사 　　③ 음차검사

④ 청성뇌간반응 　　⑤ 임피던스 오디오메트리

18
정답 ⑤

해설

▶ 최신임상이비인후과학 P. 60
유아의 전음난청을 감별진단하는데. 무통
성이고 후천성이며 아데노이드가 있다는
것을 고려하면 가장 빈도가 높은 질환은
삼출성 중이염이다.

19

발육되면서 이환빈도가 심하게 감소하는 것은 어느 것인가?

① 삼출성 중이염

② 만성 중이염

③ 진주종성 중이염

④ 이경화증

⑤ 외림프루

20

4세 여자아이. 말을 하면 자꾸 되묻는 일이 많아져 병원을 찾아왔다. 치료를 받은 후에는 바로 상태가 좋아졌다. 다음은 이 환자의 고막사진을 나타낸 것이다. 이 사진을 보고 알 수 있는 것은 어느 것인가?

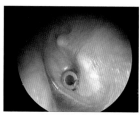

① 급성중이염

② 삼출성 중이염

③ 만성중이염

④ 진주종성 중이염

⑤ 선천성 진주종

19

정답 ①

해설

▶ 최신임상이비인후과학 P. 60

소아의 삼출성 중이염은 4~6세에 호발하며, 그 이후부터는 감소된다. 이는 성장하면서 주변 관련기관인 아데노이드나 구개편도가 생리적으로 퇴축하기 때문이다.

20

정답 ②

해설

▶ 최신임상이비인후과학 P. 60

1) 급성중이염도 유소아에서 많이 발증하는데, 귀의 통증과 발열이 수반되며 처치법은 고막 절개가 우선이다.

2) 삼출성 중이염이 이 사진의 내용과 들어맞는다.

3) 만성중이염은 성인에게 많이 발증하며 수술이 필요하다.

4) 진주종성 중이염은 소아에게서도 볼 수 있는데 수술치료가 필요하다.

5) 선천성 진주종도 소아에게서 볼 수 있는데 수술치료가 필요하다.

21

4세 여아가 5일 전부터 우측 귀에 심한 통증, 발열과 청력감소가 있어 내원하였다. 이경 검사에서 고막은 발적되었고, 돌출된 소견을 보였으며, 중이에는 물이 차 있고 기포가 형성되었다. 사용해서는 안 되는 약은?

① amoxicillin

② erythromycin

③ ciprofloxacin

④ 세파클러

⑤ Bactrim

21

정답 ③

해설

▶ 최신임상이비인후과학 P. 60

- 급성중이염의 경우 1차 항생제로 amoxicillin이나 erythromycin을 쓰고 반응이 없는 경우 amoxicillineclavulanate 또는 2, 3세대 cephalos-porin으로 바꾼다.

- Quinolone계 약물(ciprofloxacin)은 연골 발육 장애를 초래할 수 있기 때문에 18세 이하의 소아에는 사용하지 않는다.

- 급성중이염의 항생제 치료
  - 1) 1차 선택약제 :
    - ampicillin, amoxicillin(TOC)
    - pc allergy : EM, sulfonamide, Bactrim
  - 2) 2차 선택약제 :
    - Augmentin, cefaclor

22

평소 감기를 자주 앓던 8세 남아가 얼마 전부터 말을 잘 알아듣지 못한다고 어머니와 함께 내원하였다. 이경을 통해 본 고막소견 상 특유한 광택은 없었고, 팽창되어 있으며, 후상부에 가벼운 발적이 보였다. 우선적인 처치는?

① 항히스타민제, 항생제, 비점막 수축제 투여

② 고막 하반부에 고막 절개술 시행

③ 고막 하반부에 바늘을 찔러 삼출액 흡인

④ 아데노이드와 구개편도 절제술

⑤ 고막 하반부에 고막 절개술 시행 후 환기관 삽입

22

정답 ①

해설

▶ 최신임상이비인후과학 P. 60

이통이나 발열 등 급성 증상이 없이 이경 소견 상 고막의 광택이 사라진 점으로 보아 삼출성 중이염을 의심할 수 있다. 가장 먼저 시행하는 치료는 약물요법으로 항생제, 점막수축제, 항히스타민제를 사용한다. 이후 원인질환을 평가하여 제거하고, 상기의 치료에도 1개월 이상 반응하지 않으면 고막천자 및 흡입술, 고막절개 및 환기관 삽입술이 필요하다.

23

5세 남아가 급성 중이염으로 1개월간 치료받았다. 그 후 3개월이 지났으나 아직도 삼출물이 고여 있었다. 적합한 처치는?

> 가. 아데노이드에 의한 코인두 폐쇄 여부 확인
> 나. 호흡기 알레르기 유무 확인
> 다. 청력 검사
> 라. 환기관 삽입 고려

① 가, 나, 다   ② 가, 다   ③ 나, 라

④ 라   ⑤ 가, 나, 다, 라

23
정답 ⑤
해설
▶ 최신임상이비인후과학 P. 60
급성 중이염의 경우 대개 6주 이내에 치료가 된다. 이 남아의 경우 급성 중이염이 진행해 만성 중이염 또는 삼출 중이염이 된 것이라 볼 수 있다.
가. 나. 삼출성 중이염과 소아 만성중이염에는 부비동염 상기도의 알레르기, 아데노이드 증식증 등이 내재되어 있을 수 있다.
다. 소아의 만성중이염과 삼출성 중이염은 청력장애를 유발할 수 있다.
라. 삼출액이 있으므로 환기관 삽입으로 삼출액 배출을 고려해야 한다.

24

4세 남아가 감기 후에 심한 귀의 통증으로 병원에 왔다. 귀보개(이경)검사에서 고막의 뒤위쪽이 충혈되어 있었고, 고막의 표면에는 회백색의 침착물이 끼어있었다. 고실도에서는 B형이 관찰되었다. 진단은?

① 삼출성 중이염

② 급성 중이염

③ 만성중이염

④ 진주종중이염

⑤ 결핵성중이염

24
정답 ①
해설
▶ 최신임상이비인후과학 P. 60

25

만성 천공성 중이염에 대해 바르게 설명한 것은 어느 것인가?

> 가. 이루가 반복된다.
> 나. 유동동의 발육이 억제된다.
> 다. 고실형성술이 적응된다.
> 라. 보청기 착용에 의한 청력개선 효과가 없다.

① 가, 나, 다   ② 가, 다   ③ 나, 라

④ 라   ⑤ 가, 나, 다, 라

26

51세 여성이 난청과 이루 증상 때문에 병원을 찾아왔다. 25년 전부터 이루가 자주 있었지만 방치시켰다. 5, 6년 전부터는 서서히 난청이 더 심해지면서 이루도 반복되었다. 측두골 X선 단순사진에서 유돌동의 발육은 억제되어 있었으나 뼈의 파괴는 보이지 않았다. 다음은 오른쪽 귀의 고막을 찍은 사진(A)과 청력상(B)을 나타낸 것이다. 이 환자의 치료법으로 적절한 것은 어느 것인가?

A

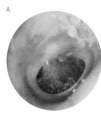

B

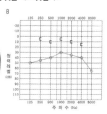

① 고실환기튜브유치술

② 고실형성술

③ 중이근치수술

④ 등자골수술

⑤ 인공와우이식술

27

다음 사진과 같은 귀보개(이경)소견을 보일 때 가능성이 가장 큰 진단은?

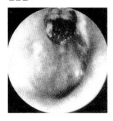

① 급성 중이염   ② 만성 중이염

③ 진주종성 중이염   ④ 곰팡이성 중이염

⑤ 급성삼출성 중이염

27

▶ 정답 ③

해설

고막 이완부의 천공과 상고실의 골파괴가 보인다. 고막소견 상 중이강 내 고막 이완부의 함몰부위에 탈락된 흰색의 각질화편 평상피(진주종)이 관찰

→ 진주종중이염

* 진주종성 중이염의 진단
(Chronic OM with Cholesteatoma)
• 병력청취 : foul smelling otorrhea, 청력 소실, 이통
• 이경 : 고기비늘처럼 하얀 진주종 matrix 의 확인
• pure tone audiometry
: 전도성 청력장애
• temporal bone CT
: 심한 Bone destruction의 확인

28

45세 남자가 점점 심해지는 왼쪽 청력감소, 귓물, 어지럼으로 병원에 왔다. 이사람의 고막 사진이다. 진단은?

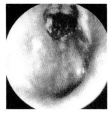

① 삼출성 중이염   ② 유착성 중이염

③ 진주종성 중이염   ④ 콜레스테롤 육아종

⑤ 고실 경화증

28

▶ 정답 ③

해설

▶ 최신임상이비인후과학 P. 63

이루와 함께 청력감소는 만성중이염에서 나타나는 가장 흔한 증상들이며 고막 소견 상 진주종이 관찰되는 것으로 진주종성만 성중이염을 유추할 수 있다.

29

54세 남성. 어릴 때부터 종종 오른쪽 귀에서 이루가 있었으며 난청이라는 것을 알았지만 방치해 두었다. 5년 전부터 난청이 진행되어 소리가 갈라져 들리기 시작했고 이명증도 나타나게 되었다. 최근 외이도에 손가락을 넣으면 현기증을 느껴 병원에 오게 되었다. 왼쪽 귀에는 이상이 없다. 이 환자에게 예상되는 소견은 어느 것인가?

> 가. 수직성 자발안진이 보인다.
> 나. 난청의 종류는 혼합성이다.
> 다. 내이도가 확대되었다.
> 라. 누공증상은 양성이다.

① 가, 나, 다   ② 가, 다   ③ 나, 라
④ 라   ⑤ 가, 나, 다, 라

29
정답 ③
해설
▶ 최신임상이비인후과학 P. 63
- 난청의 종류는 초기에는 전음성이지만, 진주종으로 진행됨에 따라 내이 파괴를 일으키기 쉽기 때문에 이명증을 수반하는 혼합성이 된다.
- 누공증상은 진주종이 반규관 등을 파괴함으로써 생기는 현기증이다.
- 내이도 확대는 청신경종양이 있는 경우 볼 수 있다.

30

진주종성 중이염에서 볼 수 없는 것은 어느 것인가?

① 고막 천공   ② 이루   ③ 현기증
④ 설인신경통   ⑤ 혼합성 난청

30
정답 ④
해설
▶ 최신임상이비인후과학 P. 63
진주종성 중이염에 합병하는 와우·전정신경 외의 신경장해로는 안면신경관 파열에 의한 안면신경 마비에 의해 미각 장해 등을 일으키는데 설인신경은 장해되지 않는다.

31

이성두개내합병증은 어느 것인가?

> 가. 정맥동염
> 나. 뇌농양
> 다. 화농성 수막염
> 라. 추체첨염

① 가, 나, 다   ② 가, 다   ③ 나, 라
④ 라   ⑤ 가, 나, 다, 라

31
정답 ①
해설
▶ 최신임상이비인후과학 P. 66
추체첨염은 외전신경마비 등을 일으키는데 두개 내에는 들어가지 않는다. 두개 외 합병증(측두골내 합병증)에 속한다. Bezold 농양은 유양돌기부의 골막하 농양을 가리킨다.

32

고실형성술에 대해 바르게 설명한 것은 어느 것인가?

> 가. 기도골도차가 있는 예에 한다.
> 나. 이관기능이 유지되어 있는 예에 한다.
> 다. 이내법과 이후법이 있다.
> 라. 이소골의 지레작용을 주로 복원한다.

① 가, 나, 다   ② 가, 다   ③ 나, 라

④ 라   ⑤ 가, 나, 다, 라

32
정답 ①
해설
▶ 최신임상이비인후과학 P. 63
• 고막을 형성할 때 사용하는 것은 근막이
  일반적이다.
• 이소골의 연쇄가 가능하면 충분하다.

33

40세 남성. 오른쪽 귀에 악취성 이루와 고도 난청이 있고 외이도 가압에 의해 현기증이 일어난다. 적절한 수술법은 어느 것인가?

① 시험적 고실개방술

② 고실형성술 I 형

③ 유돌삭개술

④ 내림프낭 수술

⑤ 중이근치수술

33
정답 ⑤
해설
▶ 최신임상이비인후과학 P. 66
중이근치술은 이미 중이전음계의 재건이
무의미해진 심하게 진행된 예에 대해 진주
종 근치를 위해 실시하며, 이 경우 적용대
상이 된다.

34

급성 중이염으로 치료받던 31세 남자가 증상이 호전되자 자의로 치료를 중단하였다. 2주일 후 어지러움, 구토, 청력 감소를 호소하며 다시 병원에 왔다. 체온은 36.8도였고 눈떨림과 귀물이 관찰 되었다. 다음 중 진단으로 알맞은 것은?

① 경막 및 농양   ② 귀물뇌막증   ③ 미로염

④ 수막염   ⑤ 추체염

35

3세 여아가 급성 중이염으로 항생제 복용 중 갑자기 오른쪽 눈이 덜 감기고 울 때 입이 왼쪽으로 쏠렸다. 다음 중 치료로 알맞은 것은?

① 전신 스테로이드

② 항진균제

③ 세균 검사 및 절개 배농

④ 안면 신경 감압술

⑤ 꼭지돌기 절제술(Mastoidectomy)

34

정답 ③

해설

▶ 최신임상이비인후과학 P. 66

• 중이염 후 발생하는 어지러움과 자발 안진 등의 내이증상과 청력감소(감각 신경성 난청)는 미로염(labyrinthitis)에서 나타나는 특징적인 소견들이다.

①, ②, ④→ 두개 내 합병증들로 적절한 치료에도 불구하고 심한 이통, 지속적 두통, 발열, 기면, 과민성, 구토, 경부경직, 운동실조, 시력변화, 경련, 의식소실 등 신경학적 증상들을 동반

⑤→ 장기간 지속되는 이루를 동반한 만성 염증과 더불어 심부안면통이 특징적이며 일반적으로 어지러움은 동반되지 않음

35

정답 ③

해설

▶ 최신임상이비인후과학 P. 66

급성 중이염에 합병된 안면신경마비의 경우 입원하여 항생제 사용과 함께 고막 절개를 통한 배농이 필요하다. 동시에 균배양 검사 및 항생제 감수성 검사도 하게 된다. 안면신경 감압술은 위 치료에도 불구하고 신경 변성이 진행될 경우 시행한다.

V. 내이질환

1. 바이러스성 내이염을 일으킬 수 있는 질환을 3가지 이상 열거할 수 있다.
2. 측두골골절을 방향에 따라 분류하고 각각의 특징적 증상을 감별할 수 있다.
3. 노인성난청의 청력검사상 특징을 설명할 수 있다.
4. 소음성난청의 특징적인 청력검사 소견 및 예방법을 설명할 수 있다.
5. 이독성을 일으킬 수 있는 약물의 종류를 열거하고 예방법을 설명할 수 있다.
6. 돌발성난청을 정의하고, 예후를 설명할 수 있다.
7. 메니에르병(Meniere's disease)의 특징적 증상을 열거할 수 있다.
8. Bell 마비의 원인, 치료원칙 및 예후를 설명하고, 이성대상포진(Ramsay-Hunt syndrome, Herpes zoster oticus)의 특성을 설명할 수 있다.
9. 중추성과 말초성 안면신경마비의 감별법을 기술할 수 있다.
10. 난청 정도에 맞는 청각재활법을 설명할 수 있다.
11. 보청기사용의 적응증과 흔한 문제점을 설명할 수 있다.
12. 인공와우이식의 적응증을 설명할 수 있다.
13. 보청기사용이나 인공와우이식수술 후 청각재활의 중요성을 설명할 수 있다.

1. 내이염

1) 바이러스성 내이염을 일으킬 수 있는 질환을 3가지 이상 열거한다.

① 유행성 이하선염(mumps)

② 홍역(measles)

③ 풍진(rubella)

④ 이성대상포진(herpes zoster oticus) 또는 Ramsay-Hunt syndrome

▶ 미로염(내이염, Labyrinthitis)

- 중이염의 측두골 내 합병증 중 가장 흔함
- 중이염 후 발생하는 현기증과 자발안 등의 내이증상과 함께 청력감소가 특징

(1) 미로누공(Labyrinthine fistula)

- 골미로나 골내막에 국한된 염증으로 장액성 미로염으로 이행 가능

① 원인 및 빈도

- 만성중이염의 3.6~12.6%에서 발생(대부분 진주종이 원인)
- 수평반규관(horizontal semicircular canal) 누공이 가장 많음

② 증상
- 임상증상은 매우 다양(안진과 현기, 감각신경성 난청 초래 가능)

③ 진단
- a. 누공검사(fistula test) : 중이에 양압을 주면 동측, 음압 주면 반대측으로 향하는 안진
- b. 측두골 CT : 수평반규관 골부의 결손 또는 반규관에 접한 연조직 음영 관찰

(2) 장액성 미로염(Serous labyrinthitis)

① 원인 : 대부분 중이염의 합병증으로 발생

② 증상 및 소견
- a. 대부분 가역적(영구적인 내이기능의 상실을 초래하지 않으나, 청력은 부분적 손실)
- b. 전정증상이 와우증상보다 수 시간 또는 수 일 전에 나타나며 어지러움과 구토를 호소
- c. 자발안진, 편의(deviation), 전도(falling) 관찰 가능
- d. 온도안진검사와 청력검사 : 내이기능은 어느정도 유지되나, 경도 또는 중등도의 고주파 감각신경성 난청 소견

③ 치료
- a. 입원 후 수분 공급 및 항생제, 현기증을 진정시키는 약물 투여
- b. 급성 중이염에 의해 발생한 경우 : 조기 고막 절개
- c. 내이 증상이 지속되고 융합성 유양돌기염이 의심되는 경우 : 유양돌기 절제술 시행

(3) 화농성 미로염(suppurative labyrinthitis)

① 원인 : 급성 또는 만성 중이염에서 중이감염의 직접적인 파급으로 발생

② 증상
- a. 중이염에 의한 경우는 대개 일측성
- b. 심한 내이증상 : 심한 현기증, 구토, 자발안진, 감각신경성 난청이 돌발적으로 발생
- c. 초기에는 병변 쪽으로 향하나 수 일 내에 반대측으로 향하는 안진 및 편의, 전도 관찰

③ 치료
- a. 두개 내 침범 여부의 관찰 및 예방에 중점
- b. 유양돌기절제술 시행 및 광범위 항생제를 투여(choice)
- c. 치료에 반응하지 않고 뇌막염 증상 나타나는 경우 : 미로배액술

2. 전정질환

1) 메니에르병(Meniere's disease)의 특징적 증상(3가지)을 열거한다.

(1) 회전성 현훈 : 돌발적 발생, 20-30분에서 수 시간 동안 지속, 오심과 구토 동반

(2) 난청

- 초기 변동성 감각신경성 난청이 저주파수대에서 시작(특징적)
- 점차 진행하면 고음역의 청력소실 발생

(3) 이충만감

(4) 이명

(5) 양측성의 경우 보행실조, 동요시(oscillopsia), 만성어지럼증

3. 돌발성 난청

1) 돌발성 난청을 정의하고, 예후를 설명한다.

(1) 돌발성 난청의 정의

- 돌발성 난청은 순음청력 검사에서 3개 이상의 연속된 주파수에서 30 dB 이상의 감각신경성 청력 손실이 3일 이내에 발생한 경우를 의미한다.

(2) 예후

- 1/3 : 정상 청력 회복
- 1/3 : 청력이 40-60 dB 손실
- 1/3 : 완전 청력 소실

① 난청이 심할수록 예후가 좋지 않다.

② 저음장애를 보이거나 중간주파수 대역에 청력손실이 있는 경우는 고음장애나 전주파수 대역에 손실이 있는 경우보다 회복률이 좋다.

③ 어음명료도가 떨어지거나 현기증이 동반되는 경우도 예후가 좋지 않다.

④ 소아나 40세 이상의 성인이 상대적으로 회복률이 떨어진다.

⑤ 대부분 발병 2주 내에 회복되기 때문에 치료를 늦게 시작했거나 오래된 돌발성 난청은 그만큼 회복률도 낮다.

4. 비유전성 난청

1) 이독성을 일으킬 수 있는 약물의 종류를 열거하고 예방법을 설명한다.

이독성 약물의 종류	
1. 항생제 antibiotics	2. 이뇨제 diuretics
3. 항염제 anti-inflammatory agents	4. 말라리라 치료제 anti-malarial drugs
5. 항암제 antineoplastic agents	6. 산업 화학물질 industrial chemicals
7. 국소이점적액 ototopical agents	8. 음식물 및 기타 물질 foods and miscellaneous

(1) 가역적 이독성을 유발하는 약제

① 고리형 이뇨제(loop diuretics) : furosemide, ethacrynic acid

② 살리실산(Salycilate) : aspirin - 중등도의 난청 초래(약제 투여 중지하면 72시간 내 정상화)

(2) 비가역적 이독성을 유발하는 약제

① 항암제 : 백금화합물(cisplatin, carboplatin) - 고음역의 양측성 감각신경성 난청과 이명이 특징(영구적)

② 항생제

a. Aminoglycoside : 영구적인 청력 및 전정기능의 손실(현기증, 이명, 난청)

- kanamycin, neomycin, amikacin, tobramycin - cochleotoxic
- streptomycin, gentamycin - vestibulotoxic

b. Maclorides : EM

- 최근 청각 및 전정 장애를 초래한다고 알려짐(청역역치 상승, 이명)
- 주로 가역성이나 영구적인 장애도 초래 가능

③ 국소점이액

a. 항생제 : neomycin, polymyxin B, gentamycin

b. 용매제 : Propylene glycol

c. 살균제 : ethanol, Povidone iodine, Chlorhexidine

④ 이독성 화학약품

- 비소화합물, 수은, trimethyltin, toluene, trichlorethylene, CS2

2) 노인성난청에 대하여 설명한다.

[표] 노인성 난청의 분류와 청력검사상 특징

	청력검사상의 특징
감각성 난청	2 kHz 이상에서 30-45 dB의 기울기의 청력 감소
신경성 난청	고음역의 소실이 뚜렷한 하강형 청력도 음운 감퇴(Phonemic regression)
대상성 난청	가벼운 하강형 혹은 편평형 정상 어음 명료도치
와우전도성 난청	순음청력도의 5주파수에 걸쳐 점진적인 청력 소실 (인접한 두 주파수 사이는 25 dB 미만이고, 차산과 회의의 역치가 50 dB 이상)

(1) 정의 : 연령의 증가로 발생하는 퇴행성 변화에 의한 청력감소

(2) 유병률 : 65-75세 사이 인구의 25-40%, 75세 이상 인구의 38-70%

(3) 원인 : 기계적인 변화(와우기저막의 경화, 나선인대의 위축), 생화학적 변화(glutamate 에 의한 corti기의 손상)

(4) 증상

    ① 특징적으로 양측 고주파 영역에도 경도 혹은 중등도의 청력감소 : 양측성, 대칭성

    ② 소리의 방향을 감지하는 능력이 저하

    ③ 청력감소 : 계속 진행(약물치료 등으로 호전 안되며 영구적)

    ④ 30대 정도에 시작 → 40-60세 정도에 1,000 Hz 부근의 회화영역에 청력감소 발생 → 60대가 되면 저주파 영역의 감소가 나타남

(5) 진단기준

    ① 청력검사 상 양측 귀의 난청 양상이 대칭

    ② 외상, 이독성 약물, 귀질환, 소음에의 노출, 귀 수술 등의 과거력이 없음

    ③ 최소한의 전음성 난청(10 dB이하)

    ④ 검사 결과가 신뢰성이 있을 것

    ⑤ 65세 이상, 가족력이 없을 것

(6) 치료 : 선별검사를 통해 조기에 발견하여 가능한 빨리 보청기를 사용

3) 소음성난청의 특징적인 청력검사 소견 및 예방법을 설명한다.

(1) 소음성난청의 특징적인 청력검사 소견

    • 보통 4 kHz 주위에서 시작되어 초기소견으로 순음청력검사상 4 kHz notch, 즉 C_5dip이 관찰(점차 진행되면 고주파영역의 청력은 완전히 소실되고, 점차 저주파

영역 침범)

(2) 소음성난청의 예방법
- 소음성난청의 예방법으로는 작업장의 소음을 측정하고 소음을 감소시키는 것이 유일한 방법이나 기술적, 경제적 이유로 작업장에서 소음을 감소시키는 데에는 한계가 있다. 이제까지 알려진 치료방법이 없으므로 소음환경에서 근무하는 사람은 개인용 청력보호장구를 사용하여 소음을 감소시키고, 소음 노출 후 가급적 충분한 시간 동안 소음을 피해야 한다. 그리고 주기적인 청력검사로 소음성 난청을 조기에 발견하여 그 이상의 손상을 예방해야 하며, 소음성 난청에 대한 상담과 교육이 필요하다.

* 소음성 난청의 진단과 치료
① 발생기전 : 내이의 Corti기관의 신경말단의 손상
② 청력손실의 진행과 영향인자
- 보통 4 KHz 주위에서 시작되어 초기소견으로 순음청력검사상 4 KHz notch, 즉 C5dip이 관찰(점차 진행되면 고주파영역의 청력은 완전히 소실되고, 점차 저주파역으로 침범)
- 영향을 미치는 인자
  - 소음의 특성(주파수, 강도, 폭로기간, 간헐성)
  - 개체의 감수성
  - 현병력 또는 과거력(중이질환, 안면마비, 이독성 약물 복용)
  - 환경(진동)
③ 진단
  a. 소음폭로의 기왕력
  b. 가족력, 이독성 약물, 두부외상 등 감각신경성 난청을 일으킬 수 있는 원인 배제
  c. 외이, 중이질환, 청신경 종양 등 내이 질환의 가능성 배제
  d. 양측 귀의 차이가 15 dB 이내(양측 귀에 대칭적)
  e. 비가역적 소음성 난청의 증상과 징후
  - 주로 와우 외유모세포의 파괴에 기인하는 영구적 감각신경성 난청
  - 장기간 위험한 수준의 소음(하루 8시간, 85 dB 이상의 소음)에 노출된 기왕력
  - 소음 노출 후 5-10년에 걸쳐 서서히 진행된 청력손실
  - 처음에 3-6 KHz에서 시작하여 점차 주변 주파수까지 나빠지는 청력도
  - 순음청력손실에 상응하는 어음청력손실
  - 소음폭로 환경을 제거하면 더 진행하거나 악화되지 않는 청력(노출을 중지해도

일단 발생한 난청은 회복이 안 됨)

④ 치료 : 사전 예방이 중요

- 기준치를 초과하는 작업장에서는 개인 청력보호장구의 착용

5. 유전성 난청

1) 난청의 조기진단에 대하여 설명한다.

고위험군: 모든 신생아에 대한 선별 검사가 불가능할 때 이용(JCIH 1994)
• 유전성 감각신경성 난청의 가족력
• 태아시의 감염(예: TORCH)
• 두개안면부의 기형
• 출생 체중 < 1,500 g
• 교환수혈이 필요한 정도의 과빌리루빈혈증이 있는 경우
• 아미노배당체 aminoglycosides를 포함하는 하나 이상의 이독성 약물의 사용력이 있거나 고리이뇨제와 함께 사용한 경우
• 세균성 수막염
• 아프가 수치 Apgar scores : 1분에 0~4, 5분에 0~6
• 인공호흡기의 사용 ≥ 5days
• 감각신경성 난청이나 전음성 난청과 관련된 것으로 알려진 증후군의 징후 혹은 임상적 소견이 있을 때

(1) 조기진단방법

* 선별청력검사 : 생후 3개월 이전에 시행

① 자동화청성뇌간반응(Automated auditory brainstem response, AABR)

② 유발이음향방사(Evoked otoacoustic emission, EOAE)

(2) 재활

- 선천성 난청으로 확인된 환아는 조기에 보청기와 와우이식술 등을 이용한 재활치료 시행(보청기는 생후 6개월 이전, 인공와우이식술은 보통 1세 전후 시행)

6. 측두골 골절

1) 측두골 골절을 방향에 따라 분류하고 각각의 특징적 증상을 구분하여 비교한다.

	종골절(longitudinal fracture)	횡골절(transverse fracture)
외이도	골절선	정상
고막	천공 – 고실출혈	정상 또는 고실출혈
난청	전음성 난청	감각신경성 난청 전농
안면마비	20%	50%
CSF	이루(otorrhea)	비루(rhinorrhea)
안진	없다.	반대측

7. 안면신경질환

1) 중추성과 말초성 안면신경마비의 감별법을 기술한다.
- 뇌출혈·뇌연화·뇌종양 등 중추성(中樞性)으로 오는 경우와 말초의 장애에 의하여 오는 경우가 있다. 중추성의 경우는 여러 가지 뇌병의 증세와 함께 나타나며 안면 하반부만 마비가 온다. 말초성의 경우는 안면신경마비가 단독으로 나타나며, 가장 흔히 볼 수 있는 말초신경마비이다. 말초성의 경우, 원인은 한랭 또는 류머티즘성인 것이 가장 많고, 열차 등의 창 쪽에 면한 얼굴의 냉각이나 감기, 편도염에 의한 림프관염, 신경친화성 바이러스 등의 감염에 의한 경우도 있다. 그 밖에 외상·중이염·내이염 등에서도 일어난다.

2) Bell's palsy의 원인, 치료원칙 및 예후를 설명한다.
  (1) Bell's palsy의 원인
    ① 바이러스 감염
    ② 허혈성 혈관질환에 의한 마비
    ③ 당뇨에 의한 혈관 장애
    ④ 다발성 신경염
    ⑤ 자가면역성 질환
    ⑥ 한냉 노출
  (2) 치료 : 부신피질 호르몬, acyclovir, 수술적 안면신경감압술 등을 시행할 수 있다.

(3) 예후 : 불완전마비 형태의 특발성 안면신경 마비를 치료하지 않은 경우 6%만이 경미한 마비를 남기면서 완전 회복되고, 완전마비 형태의 경우 완전 회복이 71%, 경미한 장애는 13%, 중등도 및 고도의 안면신경 장애는 16%로 알려져 있다.

3) 이성대상포진(Herpes zoster oticus)의 특성을 설명한다.

▶ Ramsay Hunt syndrome(Herpes zoster oticus)

이개 부위부터 고막까지 발생하는 소수포성 발진과 안면신경 마비가 동반되는 경우 Ramsay-Hunt 증후군이라하며, 세포면역기능이 저하되는 60세 이상에서 급격히 많이 발생하는 양상을 보인다. 면역혈청학적 및 역학적 조사상 새삼염보다는 잠재성 바이러스(latent virus)에 의하여 발생되는 것으로 생각되며 감염기에 수두대상포진 바이러스(varicella zoster virus)항체가 체내에서 증가한다.

MRI에서 안면신경의 증가된 신호 반응의 양상은 특발성 안면신경 마비와 유사하고 임상적인 도움은 없으며 대상포진 바이러스에 의하여 발생한 경우 특발성 안면신경 마비에 비하여 예후가 불량하다. 특발성 안면신경마비와 달리 완전 회복은 20% 정도로 예후가 불량하고, 완전 마비의 경우 약 10%에서 불완전 마비 시 66% 정도만이 회복된다.

전신적 부신피질 호르몬 투여는 급성 동통, 현기증 및 포진후 신경통(post-herpetic neuralgia)의 빈도를 줄이나 질병의 진행 경과를 억제하지는 못한다. Acyclovir와 부신피질 호르몬을 함께 사용한 경우 단일 약제를 사용한 경우보다 양호한 안면신경 회복 결과를 얻을 수 있다.

8. 측두골의 양성종양

1) 청신경종(Acoustic neurinoma)에 대하여 설명한다.

(1) 역학

① 이과학 분야에서의 두개저 종양 중 가장 흔함

② 95%는 일측성

③ 대부분 내이도 내 전정신경(vestibular nerve)의 Schwan 세포에서 기원(→ vestibular nerve schwannoma, neurilemmoma라고도 함)

(2) 증상

① 빈도순 : 감각신경성 난청(일측성, 고음성), 이명, 평행 장애, 안면 감각장애

② 난청의 정도보다 심한 어음판별치의 저하가 특이적

③ 종양 커지면 제 5, 6, 7, 8, 9, 10 뇌신경 침범(→ 각막반응소실 및 안면마비)

(3) 진단

① 병력조사 및 이신경학적 검사(뇌신경검사, 전정기능검사)

② Hitselberger 징후 : 안면신경의 감각분지가 분포하는 외이도 후벽의 피부감각 저하

③ CT, gadolinium enhanced MRI : 종물의 확인(확진)

(4) 치료 : 수술

Question

01

중이염에서 내이감염을 일으키는 경로로 옳은 것은 어느 것인가?

> 가. 수평반규관
> 나. 와우창
> 다. 전정창
> 라. 와우소관

① 가, 나, 다　　　② 가, 다　　　③ 나, 라

④ 라　　　⑤ 가, 나, 다, 라

01
정답 ①
해설
▶ 최신임상이비인후과학 P. 71

02

급성 중이염으로 치료를 받던 31세 남자 환자가 증상이 호전되자 자의로 치료를 중단하였다. 2주일 후 어지러움, 구토, 청력감소를 호소하며 다시 병원에 왔다. 체온은 36.8℃였고 자발성 안진(spontaneous nystagmus)와 이루(otorrhea)가 관찰되었다. 진단은?

① 경막 밑 농양(Subdural abscess)

② 귀물뇌막증

③ 미로염(Labyrinthitis)

④ 수막염(Meningitis)

⑤ 추체염(Petrositis)

02
정답 ③
해설
▶ 최신임상이비인후과학 P. 71

급성 중이염의 합병증으로 화농성 내이염(suppurative labyrinthitis)이 생긴 경우이다. Tympanogenic labyrinthitis은 주로 중이염의 경과 중에 발생하는 내이염으로 일측성난청을 일으킬 수 있다. 내이염의 증상에는 급속히 진행하는 난청, 이명과 현기증 및 오심과 구토 등이 있으며 발열이나 이통은 없다. subdural abscess, menningitis 등에서는 발열 등의 전신 증상과 함께 수막 자극 징후가 나타나며 추체염에서는 눈 뒤의 통증이 특징적으로 나타난다.

03

현기증 발작에 이명을 수반하는 것은 어느 것인가?

① 전정신경염

② Meniere병

③ 양성 발작성 두위현훈증

④ Wallenberg증후군

⑤ Parkinson병

04

반복되는 회전성 현기증 발작 환자의 청력상을 나타낸 것이다. 이를 보고 알 수 있는 것은 어느 것인가?

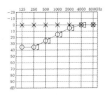

① 중독성 평형장해

② 양성 발작성 두위현훈증

③ 전정신경염

④ Meniere병

⑤ 청신경종양

03

정답 ②

해설

▶ 최신임상이비인후과학 P. 85

주요증상은 현기증, 이명, 난청이며 증상이 반복된다.

04

정답 ④

해설

▶ 최신임상이비인후과학 P. 85

청력도에서 좌저·중음역의 청력레벨이 저하되어 있다.

05

40세 남성. 통근 도중 전철 안에서 갑자기 주위가 빙빙 도는 것처럼 보이더니 몸의 균형을 유지하지 못했다. 게다가 구역질, 이명, 이폐쇄감까지 나타나 응급차로 병원에 실려 왔다. 이번에 4번째 발작이며 의식소실은 없다. 이 환자에게서 볼 수 있는 신체증후는 어느 것인가?

① 발열　　　　　　② 경련　　　　　　③ 안진
④ 기침　　　　　　⑤ 과호흡

06

Meniere 병에 대한 설명으로 옳은 것은 어느 것인가?

> 가. 발증은 발작성이며 반복성이다.
> 나. 초기에는 저음역 장해형의 난청이다
> 다. 글리세롤 내복에 의해 일과성으로 청력변동이 일어난다.
> 라. 진행되면 온도안진검사에서 안진방향 우위성(DP)을 보인다.

① 가, 나, 다　　　　② 가, 다　　　　　③ 나, 라
④ 라　　　　　　　⑤ 가, 나, 다, 라

07

Meniere 병과 관련이 깊은 것은 어느 것인가?

> 가. 보충현상 양성
> 나. 지표추적운동장해
> 다. 온도안진반응 저하
> 라. 시운동성안진의 이상

① 가, 나, 다　　　　② 가, 다　　　　　③ 나, 라
④ 라　　　　　　　⑤ 가, 나, 다, 라

08

Meniere 병에 대한 설명으로 옳은 것은 어느 것인가?

> 가. 반복성 발작성 현기증
> 나. 저·중음역의 청력변동
> 다. 내림프수종
> 라. 발작성 의식소실

① 가, 나, 다   ② 가, 다   ③ 나, 라

④ 라   ⑤ 가, 나, 다, 라

08
정답 ①
해설
▶ 최신임상이비인후과학 P. 85
• Ménière병은
① 현기증, ② 난청증, ③ 이충만감이 3대 주요증상이며, 증상이 발작성으로 반복되는 말초성 내이질환이다.

09

순음청력도를 나타낸 것이다. 이를 보고 고려되는 질환은 어느 것인가?

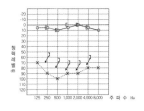

① 만성 중이염

② 이경화증

③ 돌발성 난청

④ 노인성 난청

⑤ 소음성 난청

09
정답 ③
해설
▶ 최신임상이비인후과학 P. 78
돌발성 난청은 갑자기 발증하는 편측성 감음난청을 특징으로 한다.

10

다음 중 난청을 일으킬 수 있는 약물은?

> 가. Erythromycin
> 나. Furosemide
> 다. Gentamycin
> 라. Salicylate

① 가, 나, 다 ② 가, 다 ③ 나, 라
④ 라 ⑤ 가, 나, 다, 라

11

난청을 유발할 수 있는 약물은?

> 가. Cisplatin
> 나. Prednisolone
> 다. Gentamicin
> 라. Cimetidine

① 가, 나, 다 ② 가, 다 ③ 나, 라
④ 라 ⑤ 가, 나, 다, 라

10
정답 ⑤
해설
▶ 최신임상이비인후과학 P. 76
이독성을 유발하는 약제
1) 가역적 이독성
• Loop diuretics furosemide, ethacrynic acid
• salicylate
2) 비가역적 이독성
• 항암제 : cisplatin, carboplastin
• 항생제 : Aminoglycoside(streptomycin, kanamycin, neomycin, gentamycin) Macrolide(erythromycin, azithromycin, clarithromycin), Vancomycin
• 말라리아치료제 : quinine, chloroquine

11
정답 ②
해설
▶ 최신임상이비인후과학 P. 76
Prednisolone이나 cimetidine은 난청과는 무관
• cisplatin : 고음역의 감각 신경청 난청으로 대부분 회복불능의 영구적인 청력손실 초래
• gentamycin : 영구적인 청력 및 전정기능의 손실 초래(현기증, 이명, 난청)

12

노인성 난청의 원인으로 중요한 것은 어느 것인가?

> 가. 고막의 위축
> 나. 청신경의 변성
> 다. 이소골근의 위축
> 라. 내외유모세포의 변성

① 가, 나, 다　　　　② 가, 다　　　　③ 나, 라

④ 라　　　　⑤ 가, 나, 다, 라

13

노인성 난청의 초기 현상은?

① 고음역 감소

② 저음역 감소

③ 모든 음역 감소

④ 소리의 골전도 감소

⑤ 소리의 공기 전도 감소

14

노인성 난청에 관한 설명 중 옳은 것이 모두 포함된 것은?

> 가. 보청기를 사용하면 도움이 될 수 있다.
> 나. 주로 양측성으로 발생한다.
> 다. 65세 이상의 노인 중 3분의 1에서 발생한다.
> 라. 초기부터 대화장애가 오는 것이 특징적이다.

① 가, 나, 다　　　　② 가, 다　　　　③ 나, 라

④ 라　　　　⑤ 가, 나, 다, 라

12
정답 ③
해설
▶ 최신임상이비인후과학 P. 75
노인성 난청은 50~60세대에 시작되는 양측 대칭성 감음난청이다. 고막과 이소골 등의 전음계에서는 심한 변화를 보이지 않는다.

13
정답 ①
해설
▶ 최신임상이비인후과학 P.
초기의 노인성 난청에서는 청력도상에서 저주파수 음역은 대체로 정상소견을 보인다. 노인성 난청은 고주파영역에서의 청력감소로부터 시작된다.

* 노인성 난청의 진행
청력감소는 30대 정도에 시작되나, 1000 Hz 부근의 회화영역에 청력감소가 생겨 실제로 잘 안 들리는 것을 느낄 수 있는 것은 40~60세 정도이며, 60대가 되면 질병이나 외상 등의 요인에 의해 저주파 영역의 감소가 나타남

14
정답 ①
해설
▶ 최신임상이비인후과학 P. 75
라. 초기에는 고주파영역의 청력감소가 오며 대화장애는 어느 정도 진행된 후에 발생한다.

15

18세 여성. 친구와 나이트클럽에서 3시간 동안 춤을 추고 밖에 나오자 이폐쇄감, 이명증과 다리가 휘청거리는 느낌이 있었지만 난청 증세는 없었다. 다음날 이 환자의 순음청력검사를 한 결과를 나타냈다. 바르게 진단한 것은 어느 것인가?

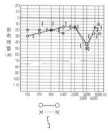

① 내이염
② 음향외상
③ Meniere병
④ 돌발성 난청
⑤ 기능성 난청

16

소음성 난청에 대해 바르게 설명한 것은 어느 것인가?

가. 소음의 주파수가 높을수록 일어나기 쉽다.
나. 전음난청이다.
다. 청력 저하는 초기에는 자각되기 어렵다.
라. 소음 노출을 중지하면 금방 개선된다.

① 가, 나, 다
② 가, 다
③ 나, 라
④ 라
⑤ 가, 나, 다, 라

15
정답 ②
해설
▶ 최신임상이비인후과학 P. 75
저음역 정상이 C_5-dip(4,000 Hz 부근의 청력 저하)가 보이는 양측성 감음난청 소견이다.

16
정답 ②
해설
▶ 최신임상이비인후과학 P. 75
• 소음의 주파수가 높을수록 내이에 손상을 일으키기 쉽다.
• 양측성 감음난청이다.
• C_5-dip라는 4,000 Hz에서 시작되는 고음역의 청력손실이 특징이다.
• 한번 발증하면 치료가 어려우며 예방이 중요하다.
• 청력 저하는 초기에는 대화영역인 저음부에는 없기 때문에 자각되기 어렵다.

17

소음성 난청에 대한 설명으로 옳은 것은 어느 것인가?

① 전음계 청력장애이다.

② 청력저하는 불가역성이다.

③ 중이의 기계적 손상으로 발증한다.

④ 저음역 청력장애에서 시작된다.

⑤ 대화음역의 장해는 발생하지 않는다.

17

정답 ②

해설

▶ 최신임상이비인후과학 P. 75

소음성 난청은 초기에 C_5-dip(4,000 Hz)의 청력 저하를 보이는 불가역성의 감음성 난청이다. 진행과 동시에 고음역이 저하되고 중·저음역(대화음역)의 저하를 일으킨다.

18

소음성 난청에 관해 맞는 것은?

| 가. 감각신경성 난청 |
| 나. 전도성 난청 |
| 다. 고음역 차단 |
| 라. 저음역 차단 |

① 가, 나, 다   ② 가, 다   ③ 나, 라

④ 라   ⑤ 가, 나, 다, 라

18

정답 ②

해설

▶ 최신임상이비인후과학 P. 75

소음성 난청의 특징

· 감각신경성난청

· 초기에 4,000 Hz(고주파영역)에서만 경도의 난청을 보이는 "C_5-dip"소견

· 양측성

· 일단 발생한 난청은 회복이 안 되나 소음폭로를 중지하면 더 이상 진행하지 않음

19

소음성 난청의 특징은?

| 가. 4,000 Hz 고주파부터 청력 소실을 나타낸다. |
| 나. 공기 전달 듣기는 감소하지만, 뼈 전달 듣기는 감소하지 않는다. |
| 다. 내이에 있는 코르티 기관이 손상된다. |
| 라. 소음 노출을 줄이면 난청이 회복된다. |

① 가, 나, 다   ② 가, 다   ③ 나, 라

④ 라   ⑤ 가, 나, 다, 라

19

정답 ②

해설

▶ 최신임상이비인후과학 P. 75

소음에 의해 주로 손상받는 부위는 코르티기관 내의 outer hair cell이므로 뼈 전달 듣기도 감소된다.

나. 소음성 난청은 감각신경난청으로 공기전도와 골전도가 모두 떨어지며 정상인에서와 마찬가지로 기도청력이 더 크고 오래 들린다(Rinne 양성 : AC>BC).

라. 소음을 줄이면 더 이상 진행하지 않으나 일단 발생한 난청은 노출을 중지해도 회복되지 않는다.

20

2세 6개월 된 남자아이. 아직 '엄마', '아빠'라는 말밖에 하지 못하며 지적 발육이 약간 늦은 것으로 의심된다. 발육상 별다른 이상은 없으며 운동발달은 정상이다. 몸을 많이 움직이는 편이지만 눈은 잘 마주치고 보는 것마다 흥미를 가지며 만지려고 한다. 요구사항은 몸을 흔들며 나타내고 간혹 아주 큰 소리를 질러 불만을 표시하기도 한다. 가까이에 있는 자동차 경적에는 반응하지만 박수소리에는 별로 반응하지 않는다. 옹알이는 생후 8개월까지 했었다. 이 아이에게 가장 고려되는 질환은 어느 것인가?

① 정신발달지체 ② 자폐증 ③ 선천성 난청
④ 뇌성마비 ⑤ 기능적 구음장해

20

정답 ③

해설

▶ 최신임상이비인후과학 P. 75

경적 소리에는 반응하지만 박수소리에는 잘 반응하지 않는다는 점에서 심하지는 않지만 선천성 난청이 있는 것으로 여겨진다.

21

선천성 난청의 고위험군에 속하는 것은 어느 것인가?

> 가. 난청가계
> 나. 모체의 바이러스 감염
> 다. 저체중 출산아
> 라. 신생아 중증 황달

① 가, 나, 다 ② 가, 다 ③ 나, 라
④ 라 ⑤ 가, 나, 다, 라

21

정답 ⑤

해설

▶ 최신임상이비인후과학 P. 75, 77

선천성 난청의 risk factor
① 가족력에 유전성 난청
② 바이러스 등 자궁 내 태아감염
③ 이비인후과 영역의 기형
④ 저체중출산아, 낮은 APGAR score
⑤ 중증 황달

22

유아 난청을 유발하는 신생아기의 위험 요인에 속하지 않는 것은?

① 조기양막파수
② 두경부기형
③ 청력장애의 가족력
④ 출생 시 중증가사
⑤ 세균성 뇌막염

22

정답 ①

해설

▶ 최신임상이비인후과학 P. 75, 77

조기양막파수는 난청과는 무관
두개안면부의 기형, 유전성 감각신경성 난청의 가족력, 아프가수치(1분 : 0~4, 5분 : 0~6), 세균성 수막염 등이 있는 경우 선천성 난청의 고위험군에 해당한다.

23

56세 남성. 오른쪽 귀가 잘 들리지 않아 병원에 왔다. 어젯밤 술을 마시고 자전거를 타고 집에 돌아오는 도중 넘어져서 오른쪽 머리를 다쳤다. 잠깐 동안 의식을 잃었으나, 깨어난 후 오른쪽 귀가 잘 들리지 않는 것 외에는 다른 증상이 없었기 때문에 그대로 집에 돌아갔다. 다음 날이 되어도 오른쪽 귀의 난청 증상이 그대로 남아 있고 나아지지 않았다. 현기증은 없으며 두부단순 CT에서도 다른 이상이 나타나지 않았다. 다음은 이 환자의 오른쪽 귀의 청력상(A)과 좌우의 임피던스 오디오그램(B)을 나타낸 것이다. 가장 고려되는 것은 어느 것인가?

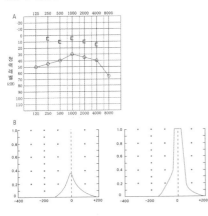

① 고막의 함몰   ② 이소골의 이단   ③ 이석기의 장해

④ 와우의 장해   ⑤ 청신경의 장해

23

정답 ②

해설

▶ 최신임상이비인후과학 P. 25~30

• 고막만 함몰된 것이라면 이 정도의 전음난청을 보이지 않는다.

• 이석기 장해인 경우 청력 장해는 없으며 현기증 등의 전정장해가 발증한다.

• 와우 장해인 경우 내이성 난청으로 감음난청을 일으킨다.

• 청신경 장해는 후미로성 난청이며 역시 감음난청이다.

24

27세 남성. 자전거를 타고 가다가 넘어져 오른쪽 두정부를 강타당했다. 오른쪽 귀에서 피가 나고 잘 들리지 않아 병원에 왔다. 의식장해나 현기증은 없다. 이 환자의 측두골 사진을 다음에 나타낸다. 예상되는 소견은 어느 것인가?

> 가. 고막열상
> 나. 감음난청
> 다. 고실 내 출혈
> 라. 자발안진

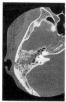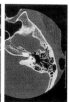

① 가, 나, 다   ② 가, 다   ③ 나, 라
④ 라   ⑤ 가, 나, 다, 라

24
정답 ②
해설
▶ 최신임상이비인후과학 P. 73
CT검사에서 오른쪽 측두골에 골절선과 유돌봉소 음영이 있는 것을 볼 수 있다. 측두골이 골절된 것이다. 난청이 생겼다는 점에서 와우증상은 있지만, 현기증은 없으므로 전정증상은 없다.

25

말초성 안면신경마비의 원인으로 볼 수 없는 것은 어느 것인가?

① 이성대상포진
② 진주종성 중이염
③ 전정신경염
④ 이하선암
⑤ 측두골횡골절

25
정답 ③
해설
▶ 최신임상이비인후과학 P. 86

26

Bell 마비에서 청각과민의 원인이 되는 것은 어느 것인가?

① 이개근의 마비

② 측두근의 마비

③ 전두근의 마비

④ 고막장근의 마비

⑤ 등자골근의 마비

27

45세 남성. 4일 전부터 좌외이도에 동통과 함께 수포가 생겼다. 오늘 아침 세수를 할 때 얼굴이 비뚤어져 있었고 왼쪽 눈과 입이 완전히 닫히지 않는다는 것을 알게 되어 병원에 왔다. 사지에는 별다른 이상을 느끼지 않는다. 이 환자에게서 볼 수 있는 진찰소견은 어느 것인가?

① 왼쪽 이마에 주름이 접히지 않는다.

② 왼쪽 눈의 동공이 풀려있다.

③ 왼쪽 안면에 감각저하가 있다.

④ 혀가 왼쪽으로 치우쳐 있다.

⑤ 혀 오른쪽의 미각이 저하되어 있다.

26
정답 ⑤
해설
▶ 최신임상이비인후과학 P. 86

27
정답 ①
해설
▶ 최신임상이비인후과학 P. 86
좌외이도에 수포가 형성되어 있기 때문에 Ramsay–Hunt 증후군으로 고려된다. 헤르페스 바이러스가 원인이다. 왼쪽 이마에 주름이 접히지 않는 것은 말초성 안면신경마비의 첫 번째 소견이다.

28

36세 남성. 3일 전부터 오른쪽 귀에 통증이 있고 어제부터는 이폐
색감까지 느껴졌다. 오늘 아침 세수를 하는데 오른쪽 안면이 마비
되었음을 알았고 현기증도 느껴져 병원에 왔다. 마비 정도는 중등
도이다. 이하선에서 종류는 잡히지 않으며 고막소견도 정상이다.
다음은 이 환자의 오른쪽 귀의 이개사진이다. 이 질환에 대한 설명
으로 옳은 것은 어느 것인가?

> 가. 대상헤르페스바이러스 감염에 의한다.
> 나. 미각 저하가 수반된다.
> 다. 등자골근반사가 없어진다.
> 라. 각막반사가 없어진다.

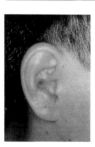

① 가, 나, 다   ② 가, 다   ③ 나, 라

④ 라   ⑤ 가, 나, 다, 라

28

정답 ①

해설

▶ 최신임상이비인후과학 P. 88

• Ramsay-Hunt 증후군은 대상포진바이
러스가 원인인 것으로 본다.

• 고삭신경도 장해되기 때문에 같은 쪽의
미각이 저하된다.

29

다음 중 청신경종(acoustic neuroma)이 가장 잘 생기는 부위는?

① external auditory canal

② middle ear

③ cochlear nucleus

④ vestibular nucleus

30

25세 여성. 양쪽 귀 모두 잘 들리지 않아 병원에 왔다. 5년 전부터 난청임을 자각했으며 서서히 심해졌다. 최근에는 이명증도 심해져 대화에도 불편을 느낄 정도가 되었다. 피부에 다발성 신경초종이 보인다. 임피던스 오디오그램은 정상이다. 순음청력검사소견(A)과 두부조영MRI 지방억제 T1강조상(B)을 다음에 나타낸다. 고려되는 병변 부위는 어느 곳인가?

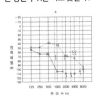
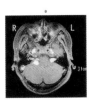

① 외이 ② 중이 ③ 내이

④ 청신경 ⑤ 뇌간

29

정답 ④

해설

▶ 최신임상이비인후과학 P. 78

대부분은 내이도 내 전정신경의 Schwann세포에서 기원하므로 전정신경초종(vestibular nerve schwannoma)이라고 부른다.

청신경종은 Scarpa's ganglion부위의 superior vestibular nucleus에서 주로 발생

30

정답 ④

해설

▶ 최신임상이비인후과학 P. 78

- 두부조영 MRI T1강조화상에서 양측성으로 내이도부터 소뇌교각부에 높은 신호를 띠는 종양음영을 볼 수 있다.
- 순음청력검사에서는 중등도~고도의 양측성 감음난청을 보인다
- 청신경종은 두개내 종양의 8~10%를 차지하며 95%는 일측성이고 비유전적으로 발생하나 5%는 유전질환인 신경섬유종증(neurofibromatosis)으로 나타난다.

31

20년간 우측 귀를 앓아온 환자가 6개월 전부터 간헐적으로 발생하는 어지러움증을 주소로 내원하였다. 고막의 후상부 천공된 부위에는 회백색의 연조직과 육아종이 보였으며, 귀의 분비물을 흡인기로 제거할 때마다 어지러움이 심하게 있었다고 한다. 청력검사에서 좌측 귀는 정상이었으나 우측 귀는 50 dB의 전음성 난청이었다. 이 환자에서 더 필요한 검사는?

> 가. 조직 생검을 해야 한다.
> 나. 냉온교대 온도안진검사를 해야 한다.
> 다. 뇌척수액 검사를 하여야 한다.
> 라. Fistula test를 해보아야 한다.

① 가, 나, 다   ② 가, 다   ③ 나, 라

④ 라   ⑤ 가, 나, 다, 라

32

42세 남자가 2일 전부터 갑자기 발생한 오른쪽 귀의 청력저하를 주소로 내원하였다. 발병 전 청력은 정상이었고 양쪽 고막은 정상, 순음청력검사에서 우측 45 dB의 감각신경성 난청이 있었다. 다음 중 진단으로 알맞은 것은?

① 귀경화증   ② 소음난청   ③ 돌발난청

④ 메니에르병   ⑤ 급성 안뜰신경염

31
정답 ④
해설
▶ 최신임상이비인후과학 P. 66, 71
귀에서 회백색 연조직 증식이 보이는 진주종성 중이염 환자로 흡인 등 압력 변화 시 어지러움이 발생하는 것으로 보아 미로 누공이 의심된다.(중이염에 의한 내이염의 경우 압력 변화와 상관없이 어지러움증이 지속 됨) Fistula test를 하면 2/3의 환자에서 양성 결과를 볼 수 있다(온도안진검사는 내이염에서 전정 기능 침범 여부를 보기 위해 시행).

32
정답 ③
해설
▶ 최신임상이비인후과학 P. 78
3일 이내에 갑자기 발생한 30 dB 이상의 감각신경성 난청 소견 보여 돌발난청을 의심할 수 있다.

33

45세 남자 환자가 약간의 어지럼증과 동반된 오른쪽 귀의 청력 저하를 주소로 내원하였다. 순음 청력검사 상 오른쪽 귀에서 50 dB 정도의 감각신경성 난청이 있었고 왼쪽 귀는 정상이었다. 고막 검사는 양쪽 모두 정상이었고 통증이나 귓물은 없었다. 최근 가정 불화로 스트레스를 받았다고 한다. 다음 중 가장 적절한 진단은?

① 귀경화증　　　　② 돌발성 난청　　　③ 소음난청
④ 메니에르병　　　⑤ 급성 안뜰신경염

34

61세 여자가 5일 전부터 시작된 얼굴 마비를 주소로 내원하였다. 왼쪽 얼굴이 움직이지 않았고 식사 시 왼쪽 입술로 침, 음식물이 흘러나왔다. 왼쪽 귀 뒷부분에 통증을 호소하였고 신체검진 상 외이도에 vesicle이 관찰되었다. 뇌 자기공명영상 검사는 정상이었다. 다음 중 진단으로 알맞은 것은?

① 나병(Leprosy)
② 얼굴마비(Bell's palsy)
③ 호너증후군(Horner's syndrome)
④ 길랑−바레 증후군(Guillain−Barre syndrome)
⑤ 람제 헌트 증후군(Ramsay Hunt syndrome)

33
정답 ②
해설
▶ 최신임상이비인후과학 P. 78
안뜰신경염에서는 어지러움만 호소(난청, 이명 등 없음)하며 메니에르병에서는 난청, 이명, 이충만감 등의 특징적 증상 호소하므로 가능성이 떨어진다. 소음에 대한 노출력이 없어 소음 난청으로 보기도 어렵다. 발병 기간이 제시되어 있지 않지만 귀 소견 정상이며 50 dB의 감각신경성 난청이 일측성으로 있는 것으로 보아 돌발 난청의 가능성이 높다.

34
정답 ⑤
해설
▶ 최신임상이비인후과학 P. 88
왼쪽 외이도에 vesicle 및 통증이 있고 해당 부위의 얼굴 마비가 있는 것으로 보아 Ramsay Hunt syndrome을 의심할 수 있다.

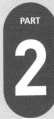

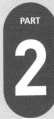

PART

2

코의 질환

형태와 기능
코질환의 중요한 증상
코질환의 진찰과 검사법
코의 중요한 질환

POWER OTORHINOLARYNGOLOGY

I. 형태와 기능

학습목표

1. 비중격의 구조를 설명할 수 있다.
2. 비강측벽의 구조를 설명할 수 있다.
3. 부비동의 종류, 배출구가 열리는 곳과 주위 중요 구조물을 설명할 수 있다.
4. 비강의 혈관, 신경 분포를 설명할 수 있다.
5. 비출혈이 흔히 발생하는 부위와 혈관분포를 이해할 수 있다.
6. 코의 기능을 설명할 수 있다.
7. 후각부위를 설명할 수 있다.

1. 비강

1) 비중격의 구조를 그리고 설명한다.

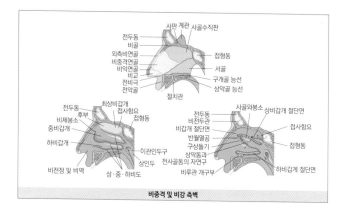

비중격 및 비강 측벽

2) 비강측벽의 구조를 설명한다(앞그림 참조).

3) 비강의 혈관, 신경 분포를 설명한다.

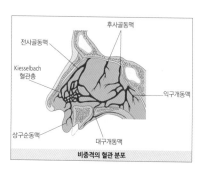

비중격의 혈관 분포

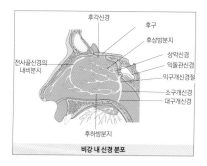

비강 내 신경 분포

4) 비출혈이 흔히 발생하는 부위와 혈관분포를 이해한다.

* Little's area(Kiesselbach's plexus)

: 비출혈의 약 90%가 비중격 전단에 있는 Little's area에서 발생하며 이러한 전방부 출혈은 소아 혹은 젊은층에서 주로 일어난다.

① 전사골동맥, 후사골동맥(ant. & post. ethmoidal a.)

② 접구개 동맥(sphenopalatine a.)

③ 대구개 동맥(greater palatine a.)

④ 상순 동맥(superior labial a.)

5) 후부(olfactory portion)의 위치를 설명한다.

• 비중격 상부, 상비갑개, 사상판(cribriform plate) 및 중비갑개상부의 점막에는 후각기능을 가진 후각상피가 분포한다. 후호흡부와 후각부는 예리한 경계를 보이지만 불규칙하며 후각부의 가중층원주상피는

① 후각양극신경세포(olfactory bipolar nerve cells)

② 지지세포(sustentacular cells, supporting cells)

③ 기저세포

의 3가지 세포로 구성되어 있다. 후각세포의 말단은 변형된 가지돌기(수상돌기, dendrite)로서 상피의 표면으로부터 돌출되어 10-15개의 무동성 섬모를 가진 후각소포(olfactory vesicle)를 형성한다. 후각신경세포의 근위단은 가는 돌기로 변하여 축삭(axon)이 되고 축삭들이 융합하여 후각신경이 되어 사상판을 통하여 후구

(olfactory bulb)에 이른다.

2. 부비동

1) 부비동의 종류, 열리는 곳과 주위 중요 구조물을 설명한다.

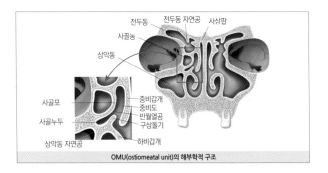

OMU(ostiomeatal unit)의 해부학적 구조

3. 코의 기능

1) 코의 기능을 설명한다.
  (1) 호흡기능 : ① 호흡기도 ② 온도조절 및 가습작용
  (2) 자정기능 : ① 점액층(PH 7.0) ② 섬모운동
  (3) 후각기능
  (4) 구음기능 : 발음 시 비강, 부비동, 비인두의 공명 작용
  (5) 반사기능 : 반사성 무호흡과 재채기 등에 의한 호흡기도 보호 역할

Question

01

다음 중 옳은 것은 어느 것인가?

> 가. 후세포는 감각기를 겸한 신경세포이다.
> 나. 후소와 다른 '냄새'를 느끼는 것을 착각이라고 한다.
> 다. 호흡성 후각장해는 수술에 의해 치료된다.
> 라. 중추성 후각장해는 후사에서 중추측의 장해이다.

① 가, 나, 다   ② 가, 다   ③ 나, 라
④ 라   ⑤ 가, 나, 다, 라

01

정답 ①

해설

▶ 최신임상이비인후과학 P. 104
- 후세포는 감각신경이다.
- 중추성 후각장해는 후구 이후, 후색, 고위중추까지의 장해를 가리킨다.
- 착후란 본래의 후소와 다른 냄새감각이다.
- 호흡성 후각장해는 후소가 후열에 도달하지 않음에 따른 기계적 폐색장해이므로 수술에 의해 개선될 수 있다.

02

비·부비강의 해부에 대해 바르게 설명한 것은 어느 것인가?

> 가. 전두동은 그 형태와 크기의 개인차가 심한 부비강이다.
> 나. 전사골동은 여러 개의 골봉소가 집합하여 이루어진다.
> 다. 비루관(nasolacrimal duct)은 하비도에 개구한다.
> 라. 접형골동의 상내측벽에 시신경관이 있다.

① 가, 나, 다   ② 가, 다   ③ 나, 라
④ 라   ⑤ 가, 나, 다, 라

02

정답 ①

해설

▶ 최신임상이비인후과학 P. 103
- 부비강은 반드시 좌우 2개씩 존재하는데, 전두동과 접형동은 좌우차이가 큰데 반해 사골동과 상악동은 좌우차이가 적다.
- 앞뒤의 사골동은 다른 동과 달리 단일동이 아니라 골봉소의 집합이다.
- 시신경관은 접형골의 상외측에 있다.

II. 코질환의 중요한 증상

학습목표

1. 비폐색의 원인을 열거한다.
2. 비루의 양상에 따라 질환을 감별한다.
3. 후각장애의 종류와 원인을 설명한다.

1. 비폐색

1) 비폐색의 원인을 열거한다.

기형 또는 외상		전 · 후비공폐쇄, 비중격만곡증, 비강 내 유착
염증	점막종창에 의함	비중격농양, 급 · 만성 비염
	염증산물에 의함	만성 부비동염, 위축성 비염
종양		상악암, 비강 폴립
이물		비강 이물, 비강 결석
상인두의 협착		아데노이드, 비인강 섬유종, 상인두암

연령	일측성	양측성
소아	비강이물	아데노이드 비인강혈관섬유종(남성 사춘기) 위축성 비염(여성 사춘기)
성인	비중격만곡증 급성 부비강염(치성상악동염) 상악암 상악동성 후비공 폴립	비후성 비염 만성 부비강염 상인두암 Wegener육아종

2. 비루

1) 비루의 양상에 따라 질환을 감별한다.

장액성	급성 비염(초기), 알레르기성 비염
점액성	급성 비염(말기), 만성 비염, 만성 부비동염
농성	급만성 부비동염, 비강 이물, 결핵
출혈성	비 디프테리아, 악성 종양, 건성 전비염, 선천성 비매독
악취성	상악암, 치성 상악동염, 비강 이물, 취비증

3. 후각장애

1) 후각장애의 종류와 원인을 설명한다.

(1) 후각장애의 종류

① 전도성 후각장애(conductive olfactory dysfunction) : 기류의 차단으로 인해 후각점
막에 취기물질(odorant)이 전달되지 못하여 발생

② 감각신경성 후각장애(sensorineural olfactory dysfunction) : 후각점막의 손상이나 후
각전달 신경계통의 이상으로 인하여 생기는 후각장애

(2) 후각장애의 원인

① 폐쇄성 비·부비동의 질환 : 전도성 후각장애 초래

② 상기도 감염 : 상기도 감염 후 후각수용체세포의 손상 초래

③ 두부 외상

④ 화학적 손상

⑤ 내분비 대상 이상 : 당뇨병, Addison병, 비타민 B1, B12결핍

⑥ 신경퇴행성 질환 : Alzheimer병, Parkinson병….

⑦ 노령

⑧ 종양 : inverted papilloma, squamous cell carcinoma, esthesioneuroblastoma….

⑨ 선천성 이상 : Kallmann증후군, Turner증후군

⑩ 의인성 원인

⑪ 정신질환 : schizophrenia, depression illness, olfactory reference syndrome

Question

01

17세 여성이 한쪽만 비폐색을 호소하는 경우 생각할 수 있는 원인은?

① 상악동성 후비공 폴립
② 아데노이드증식증
③ 비인강혈관섬유종
④ Treacher—Collins증후군
⑤ Kartagener증후군

02

후각 저하를 보이는 것은 어느 것인가?

> 가. 코 알레르기
> 나. 비중격만곡증
> 다. 만성부비강염
> 라. 아데노이드

① 가, 나, 다
② 가, 다
③ 나, 라
④ 라
⑤ 가, 나, 다, 라

03

42세 여성이 최근 들어 냄새를 잘 맡지 못한다는 것을 알고 병원에 왔다. 10년 전부터 점농성 비루, 후비루 및 비폐색감을 느꼈다. 후각장해의 원인으로 가장 고려되는 것은 어느 것인가?

① 비중격만곡증
② 알레르기성 비염
③ 만성 부비강염
④ 부비강낭포
⑤ 상악암

III. 코질환의 진찰과 검사법

학습목표

1. 전비경 검사 소견을 도해한다.
2. 부비동의 단순방사선 검사법의 종류와 소견을 설명한다.
3. 부비동 전산화 단층촬영상 각 부비동을 지적한다.

1. 비경검사

1) 전비경 검사 소견을 도해한다.

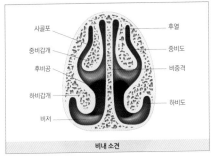

사골포	후열
중비갑개	중비도
후비공	비중격
하비갑개	하비도
비저	

비내 소견

2) X-선 검사

(1) 부비동의 단순방사선 검사법의 종류와 소견을 설명한다.

① Waters 영상

- 상악동과 전사골동을 가장 잘 관찰할 수 있으며 전두동의 floor도 잘 관찰할 수 있다. 안면골 골절을 확인하는데 유용하며 정립 자세에서 air fluid level을 확인하기에 적합하다.

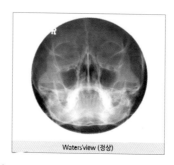

Waters'view (정상)

② Caldwell 영상
- 전두동을 가장 명확하게 관찰할 수 있다. 전두동과 안와의 경계를 잘 관찰할 수 있다.

(3) 측면영상
- 좌우측의 부비동이 중첩되어 부비동 질환의 진단상 가치는 적지만 전두동의 크기, 깊이, 전후벽의 두께와 접형동의 함기화 정도를 관찰할 수 있다.

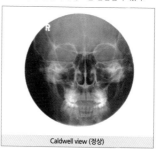

Caldwell view (정상)

(4) 기저영상(basal view, submentovertical view)
- 접형동을 가장 잘 관찰할 수 있으며, 특히 상악동 외벽, 안와 외벽, 중두개와 전벽에 의하여 형성되는 외측 3자선(lateral three lines)을 관찰할 수 있다.

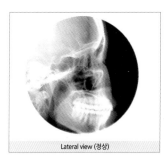

Lateral view (정상)

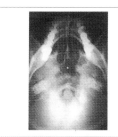

기저영상(별표: 접형동)

2) 부비동 전산화 단층촬영상 각 부비동을 지적한다.

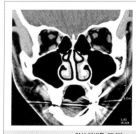
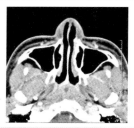

정상 부비동 CT (좌: coronal view, 우: axial view)

Question

01

전비경검사로 관찰할 수 있는 부위는 어느 곳인가?

> 가. 중비갑개
> 나. 하비갑개
> 다. 후열
> 라. 상비갑개

① 가, 나, 다　　② 가, 다　　③ 나, 라

④ 라　　　　　⑤ 가, 나, 다, 라

01

정답 ①

해설

▶ 최신임상이비인후과학 P. 114
- 전비경검사 제1두위에서는 비입구부, 하비갑개, 비중격 하부, 제2두위에서는 중비갑개, 중비도, 후열을 관찰할 수 있다.
- 후비경검사에서는 아데노이드, 이관인두구 등을 관찰할 수 있다.

02

다음은 부비동염을 앓고있는 50대 남자의 X-ray사진이다. 무슨 view인가?

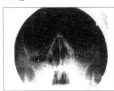

① Water's view

② Caldwell's view

③ Zygomatic view

④ Rolens view

⑤ Owen view

02

정답 ①

해설

▶ 최신임상이비인후과학 P. 117
부비동염의 진단에 이용되는 단순방사선검사(PNS view)
- Water's view – 상악동
- Caldwell's view – 사골동
- Lateral view – 전두동과 접형동

03

40세 여자가 2일 전에 생긴 점차 심해지는 두통, 코막힘, 치통 때문에 병원에 왔다. 2주전부터 콧물, 미열, 가벼운 인후통이 있었다고 하였다. 체온은 37.8℃이었고 얼굴협부(isthmus)에 심한 압통이 있었다. 비경검사(rhinoscopy)에서 중간콧길(middle meatus) 뒤쪽에서부터 고름분비물이 관찰되었다. 진단에 가장 도움이 되는 X선 검사는?

① 기저영상 (basal view)

② 위터스영상 (Water's view)

③ 입벌림영상 (open mouth view)

④ 컬드웰영상 (caldwell's view)

⑤ 머리뼈가쪽영상 (skull lateral view)

03

정답 ②

해설

▶ 최신임상이비인후과학 P. 117

급성 상악동염: 협부통, 상악 치열의 치통

Water's view: 상악동의 전상부 및 전사골동와 전두동의 전부가 잘 보인다.

급성으로 발생한 두통, 코막힘, 치통과 얼굴협부의 압통과 후비루

→ 급성부비동염(상악동염)에서 나타나는 특징적인 소견들로 상악동의 관찰에는 Water's view가 가장 좋으며 부비동의 혼탁이나 점막 비후를 관찰할 수 있다.

IV. 코의 중요한 질환

학습목표

1. 만성비후성비염의 원인과 치료법에 대하여 설명한다.
2. 약물중독성비염(rhinitis medicamentosa)의 원인을 설명한다.
3. 알레르기성비염의 발생 기전과 주요 항원을 설명한다.
4. 알레르기성비염의 진단 방법을 열거한다.
5. 알레르기성비염의 증상과 진찰소견을 기술한다.
6. 알레르기 피부 시험과 면역학적 검사 방법(RAST 등)의 장단점과 양성 반응의 의미를 설명한다.
7. 알레르기비염의 치료 원칙을 열거한다.
8. 알레르기 질환의 회피요법의 방법을 기술한다.
9. 비출혈의 원인을 설명한다.
10. 비출혈에 대한 치료를 설명한다.
11. 비강 이물의 임상적 특성을 이해한다.
12. 비중격 만곡증의 증상을 설명한다.
13. 급, 만성 부비동염의 임상 증상의 차이점을 이해한다.
14. 급, 만성 부비동염의 흔한 원인균을 3가지 이상 열거한다.
15. 만성 부비동염의 치료 원칙을 설명한다.
16. 급, 만성 부비동염의 진단법의을 기술한다.
17. 만성부비동염의 치료 원칙을 설명한다.
18. 만성 부비동염에서 시행하는 비내시경수술과 Caldwell-Luc 수술에 대하여 이해한다.
19. 내시경을 이용한 부비동 질환의 진단 및 치료 장점을 설명한다.
20. 소아부비동염의 특징을 설명한다.
21. 부비동염의 합병증을 열거한다.
22. 술후성 협부낭종에 대하여 설명한다.
23. 비골골절(Nasal bone fracture)에 대하여 설명한다.
24. Nasal furuncle의 치료에 대하여 설명한다.
25. 수면무호흡을 정의하고 임상양상을 열거할 수 있다.
26. 폐쇄성 수면무호흡의 치료방법을 설명할 수 있다.

1. 만성비염

1) 만성비후성비염의 원인과 치료법에 대하여 설명한다.

 (1) 만성비후성비염 정의 : 만성비염 환자가 적절한 치료를 받지 아니하였을 때 초래되는
  비강 내의 점막과 비갑개골의 비가역적 비후소견으로, 특히 하비갑개에서 심한 비후
  를 보인다.

 (2) 만성비후성비염의 원인 : 감염성만성비염, 혈관운동성비염, 약물성비염 등 만성적인
  비염을 초래한 경우가 비후성비염의 원인으로 작용할 수 있다.

 (3) 치료

  • 내과적 치료 : 경구용 점막수축제, 국소 분무형 스테로이드제제

  • 외과적 치료 : 비갑개성형술(turbinoplasty), 비갑개소작술, 레이저를 이용한 점막수술

2) 약물중독성비염(rhinitis medicamentosa)의 원인을 설명한다.

 • 약물성 비염은 지속적인 약제의 사용으로 인한 비혈관계와 점액분비에 대한 자율신경
  조절의 장애로 발생한다.

 • 비염을 일으킬 수 있는 전신약물

[표] 비염을 일으킬 수 있는 전신약물

Antihypertensives	Reserpine Hydralazine Guanethidine
Antidepressants and antipsychotics	Thioridazine Chlordiazepoxide and amitriptyline Perphenazine
Ovarian hormonal agents	Oral contraceptives

2. 알레르기성 비염

1) 알레르기성비염의 발생 기전과 주요 항원을 설명한다.

 (1) 알레르기성비염의 발생기전

  • 알레르기성 비염은 immunoglobulin E에 의해서 유발되는 면역반응으로 생각되고

있으며 그외에도 Ig G나 secretory Ig A가 관여하고 과민성 소질은 유전적 성향이 있다. 흡인성 항원인 집먼지, 꽃가루, 곰팡이 등에 의해서 생기는 일이 많으나 육류, 계란, 어패류 등의 식이성 항원에 의해서도 일어날 수 있다. 그렇지만 항원을 확실히 모르는 경우도 적지 않다. 항원은 mast cell에 부착되어 있는 IgE에 결합하여, mast cell에서 histamine, prostaglandins, leukotriens 등을 분비시켜 알러지의 증상을 유발시킨다.

(2) 알레르기성비염의 주요항원

   ① 통년성 : 집먼지진드기(house dust mite)(m/c)

   ② 계절성 : 화분(pollen)

- 수목화분(봄, 3-5월) : 오리나무, 포플러, 버드나무, 참나무, 소나무
- 목초화분(초여름부터 초가을, 6-8월) : 큰조아제비(timothy), 호밀풀(rye grass), 왕포아풀(meadow grass) 등
- 잡초화분(늦여름부터 가을, 8-10월) - 화분 중 가장 흔함 : 쑥(mugwort), 돼지풀(ragweed), 환삼덩쿨(hop japanese)

   ③ 그 외 곰팡이, 애완동물의 털이나 비듬, 바퀴벌레 따위의 곤충 부스러기 등

2) 알레르기성비염의 진단 방법을 열거한다.

(1) 병력청취 : 증상, 가족력, 주거환경과 과거 치료력에 대한 문진

(2) 비경검사를 포함한 신체검사

   ① allergic shiner, allergic salute, allergic crease, mouth breathing, adenoid face

   ② 비경검사 상 특징적 소견 : 창백한 비점막과 부종성 종창

(3) 실험실 검사

   ① 혈청 총 IgE 검사(PRIST) : 혈청 총 IgE는 증가

     * 알레르기 질환 이외에도 기생충감염, Hodgkin병, Wiskott-Aldrich증후군, 골수종에서도 증가

   ② 특이 IgE 항체검사(RAST, MAST)

   ③ 혈액 호산구와 호산구 양이온단백 : 증가

     * 호산구 증다증 : 알레르기 질환, 기생충감염, Hodgkin병, 결절성 다동맥염

   ④ 비세포 검사(비교적 중비도 혹은 후방에서 채취)

(4) 생체검사

   ① 피부반응검사

- 피부단자검사(skin prick test), 피내검사법(intradermal test)
② 유발검사

3) 알레르기성비염의 증상과 진찰소견을 기술한다.

(1) 임상 양상

- Sx. Triad
  - Watery rhinorrhea
  - sneezing
  - nasal obstruction
- 임상경과
  - early phase : sneezing, itching, watery rhinorrhea
  - late phase : nasal obstruction, mucous rhinorrhea
  - chronic phase : mucopurulent rhinorrhea, sinus involve, olfactory disturbance

(2) Sign

- Allergic salute : 비소양감에 의해 코를 자주 문지르는 행위
- Nasal crease : 이에 의해 콧등에 주름이 생기는 것
- Allergic shiner : 장기적으로 비염을 앓게 되는 경우 눈밑의 피부가 보라색으로 변하는 것
- Adenoid face : 코가 막혀 비호흡의 장애가 심한 경우 입을 벌리고 구강 호흡을 하게 됨으로써 보일 수 있다.
  - High arched palate
  - Nasal voice, Mouth Breathing

4) 알레르기 피부 시험과 면역학적 검사 방법(RAST 등)의 장단점과 양성 반응의 의미를 설명한다.

(1) 알레르기 피부 시험

① 장점

- 비용이 저렴하고 간편함
- 동시에 여러 항원의 검사가 가능하며 위험부담이 적음
- 재현성이 좋음

② 단점

- 양성이라고 해도 기인 항원이라고 속단할 수 없음
- 과민반응이 일어날 수 있음
- 소아나 심한 피부질환이 있는 경우 시행이 어려움
- 검사의 방법 및 판독 기준에 따라 차이가 있을 수 있음
- 항히스타민제와 항알레르기 약제를 복용하는 경우 시행할 수 없음

(2) 면역학적 검사 방법

① 장점
- 특이도가 높음
- 알레르기 증상 유무에 영향받지 않음
- 대증적인 약물요법 시행중에도 실시할 수 있음
- 3세 이하의 소아나 노인에게 시행할 수 있음
- 식이알레르기 진단에 유용함

② 단점
- 시행가능한 항원의 수가 제한됨
- 가격이 비싸다
- 동위원소를 취급해야 함
- 고가의 장비가 필요함
- 항원에 따라 방사면역법을 시행해야 함

5) 알레르기성비염의 치료 원칙을 열거한다.

(1) 환경요법 : 원인항원에 대한 노출 회피
① 기온조절 및 습도조절(방의 습도는 약 50%, 온도는 20-25도를 넘지 않게)
② 양탄자나 두꺼운 커튼, 천으로 된 소파, 담요 제거
③ 침구와 소파는 플라스틱커버를 씌워 직접 비듬이 떨어지는 것 방지
④ 특수천으로 침대, 이불, 베개를 쌈, 뜨거운 물로 침구류 세탁
⑤ 특수필터(HEPA filter)가 장착된 진공청소기 및 진드기 살충제 사용
⑥ 집 안에서 동물 제거
⑦ 꽃가루의 농도가 높을 때는 가급적 창문을 닫고 집안에서 머뭄
⑧ 외출 시 마스크, 안경 착용, 자동차에 특수필터 장착된 공기청정기 보유

(2) 약물요법

[표] 알레르기성 비염 치료에 쓰이는 약제와 그 효과

약물	재채기	콧물	코막힘	가려움증
항히스타민제	++	++	(+)	+++
국소용혈관수축제	–	–	+++	–
경구용혈관수축제	–	–	++	–
국소용스테로이드	+++	+++	+++	++
전신용스테로이드	++	++	+++	++
국소용항콜린제		++	–	–

- : 무효 (+) : 효과불분명 + : 약간효과 ++ : 중등도효과 +++ : 우수효과

① 항히스타민제 : 신속한 효과(투여 1시간 내에 증상 완화) 가려움증, 재채기, 비루 등
   에는 좋은 효과를 보이나 비폐색에 대한 효과는 미미
② 스테로이드
   • 국소제제 : 현재까지 알려진 약제 중 가장 효과가 강력, 성인의 중등도 이상의 비
     염에서 1차 약으로 쓰임 투여후 즉각적으로 효과가 나타나지 않음
   • 전신제제 : 증상이 심한 경우(단기간 투여)
③ 혈관수축제 : 투여 후 2-5분 만에 강력하게 코막힘 증상 호전(단기간만 사용)
   • 1주일 이상 지속적으로 사용 시 약물성비염(rhinitis medicamentosa)발생
④ 비만세포안정제
⑤ 항콜린제
⑥ 류코트리엔 조절제
(3) 면역요법
   • 환경요법과 약물치료에 효과가 없거나 부작용이 있을 때 시행
(4) 수술요법

6) 알레르기 질환의 회피요법의 방법을 기술한다.
   • 온대 지방에 위치한 우리나라는 근래에 와서 에너지 절약을 위하여 건물의 단열에 힘
     쓴 결과 자연적인 환기가 불량하게 되었으며 이것이 집먼지진드기 숫자의 증가를 초래
     하는 원인이 되었을 가능성이 크다. 실내의 알레르기항원에 대한 환경조절을 통한 회
     피요법은 일반적으로 그 효과가 수 주 내지 수개월 후에야 나타나고 완전치유에는 미
     치지 못하는 것이 보통이지만 환자의 증상을 완화시킬 수 있고 약물치료의 필요성을
     경감시키는 효과가 있으므로 사용하여야 한다. 집먼지진드기는 실내의 먼지 자체를 줄

이거나 실내습도를 낮추고 살충제를 살포하며 진드기가 살 수 없는 천을 씌운 침구와
가구를 사용하도록 함으로써 회피할 수 있으나 화분이나 그 밖에 실외에 존재하는 항
원은 회피하기가 어렵다.

3. 비출혈

1) 비출혈의 원인을 설명한다.
   (1) 국소적 원인
   ① 외상(비출혈의 가장 흔한 원인임)
   - 비골골절 및 안면외상, 비과 수술
   - 어린이에서 습관적으로 코를 문지르거나 후비는 경우(소아의 m/c 원인)
   - 약물(국소스테로이드 분무나 코카인 만성흡입)
   ② 비중격질환 : 비중격만곡 또는 돌기, 비중격천공
   ③ 염증 : 급성호흡기 염증, 만성 부비동염, 알레르기 비염
   ④ 종양 : 반복되는 심한 출혈 시 비강, 부비동, 비인강의 양성 또는 악성종양 의심
   - 특히 청소년에서 반복되는 심한 비출혈 시 혈관섬유종 의심
   ⑤ 동맥류
   (2) 전신적 원인
   ① 혈액응고장애
   - von Willebrand disease, leukemia, multiple myeloma, hemophilia, ITP
   - 알콜과다섭취에 의한 vit K 결핍, aspirin, 항응고제(heparin, wafarin), NSAID 등
   ② 동맥경화증 : 노인 비출혈의 가장 흔한 원인
   ③ 유전성 출혈성 모세혈관확장증
   ④ 대리 월경

2) 비출혈에 대한 치료를 설명한다.
   * 치료시작 시 염두 해야 할 사항
   ① 출혈의 정도 및 출혈부위
   ② 환자의 나이
   ③ 유발인자 : 외상, 수술, 종양, 기왕의 출혈병력(혈액응고장애, 유전성), 동반질환(폐

질환, 심장질환, 간 질환), 응고에 영향을 미치는 약제, 전반적인 건강상태

(1) 일반적인 치료

- 환자를 안정(필요시 안정제 투여)
- 혈액을 삼키지 않도록 고개를 뒤로 젖히지 않는다.
- 출혈량 측정을 위해 혈압, 맥박 수 등을 측정하고 정맥주사를 확보하여 쇼크에 대비
- 일반혈액검사, 출혈경향검사 등 기본 혈액검사를 시행
- 비강전체를 비출 수 있는 광원아래서 비강 내의 혈괴를 제거
- 혈관수축제를 사용하여 점막부종과 출혈을 줄인 후 비출혈 부위를 파악
- 목 뒤에 얼음주머니를 대거나 얼음물로 비강을 세척
- 코안에 1:1,000 에피네프린을 적신 솜을 넣은 후 비익을 손가락으로 15분 정도 압박
- 출혈이 심할 때 : 수혈, 지혈제 사용 고려
- 재발 예방을 위해 과로, 긴장을 피하고 아스피린이나 항응고제의 복용은 피한다.

(2) 전방 비출혈의 치료

① 소작법 : 같은 장소의 과도한 반복적인 소작이나 비중격 양쪽의 동시소작은 피함
- 화학소작법 : lidocaine으로 도포 한 후 초산은(silver nitrate)사용
- 전기소작법 : 혈액응고장애 시 금기
- 레이저 광응고법

② 전비강 패킹(anterior nasal packing) : 소작이 성공하지 못하는 경우 시행
- 바세린 거즈, Merocel 이용
- 48시간 이상 패킹을 유지하는 경우 이차 감염 예방 위해 항생제 투여

(3) 후방 비출혈의 치료

① 후비강 패킹(posterior nasal packing)
- 거즈 혹은 풍선 이용
- 서맥, 심박출감소, 저혈압, 호흡억제, 폐기능 저하 등을 유발(심폐질환 있는 경우 주의)

② 동맥결찰술(arterial ligation) : 4-5일 동안 지혈되지 않거나 다량의 출혈이 지속 시

③ 동맥색전술(arterial embolization)

(4) 기타 수술치료

- 비중격종괴나 비중격만곡증 교정

4.   비강이물

1) 비강 이물의 임상적 특성을 이해한다.

- 비강 이물은 지속적인 일측성 비폐색과 화농성 비루를 유발하는 흔한 이유 중의 하나
  로 대개는 유소아에서 호발하며 특히 집단수용된 저능자나 정신박약자에서도 비교적
  흔하게 볼 수 있는 질환이다.

- 진단은 전비경이나 비내시경으로 확인하거나, 쇠붙이 같이 단순방사선촬영으로 확인
  이 가능한 경우에는 단순 부비동촬영 또는 부비동 전산화단층촬영으로 확인할 수 있
  다.

- 치료는 간단히 외래에서 겸자를 사용하여 이물을 제거하면 되지만 이물의 흡입에 유의
  하여야 한다.

[표] 비강 이물의 종류

생동성 이물	비생동성 이물

1. 구더기(myiasis)
  • Screw worms
  • Fly larval form
2. Aspergillus 감염
3. Rhinosporidiosis
4. 회충
	1. 코안에 들어갈 수 있는 모든 것
	  • 유기물
	  • 무기물
	2. 비석

5.   비중격만곡증

1) 비중격 만곡증의 증상을 설명한다.

*비중격 만곡증의 증상

① 비폐색

② 후각장애(전도성 후각장애)

③ 반사신경증에 의한 두통

④ 돌출된 쪽의 비출혈 경향

⑤ 통기장애에 의한 이관협착증

⑥ 비염이나 부비동염의 만성화

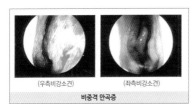

| (우측비강소견) | (좌측비강소견) |

비중격 만곡증

6. 급성 및 만성 부비동염

1) 급, 만성 부비동염의 임상 증상의 차이점을 이해한다.

   (1) 급성 부비동염의 임상증상

   ① 전신증상 : 발열, 권태감, 기면

   ② 안면 및 침범된 부위의 동통과 압통(가장 주된 증상)

   • 급성 상악동염 : 협부통과 상악 치열의 치통

   • 급성 전두동염 : 이마 주위(오전에 심했다가 오후 소실)

   • 급성 사골동염 : 비근부와 안와 주위

   • 급성 접형동염 : 안와후부, 후두부, 두정부, 양측 측두부

   ③ 비루와 비폐색

   (2) 만성 부비동염의 임상증상

만성부비동염의 증상
1) 3가지 주증상 ① 화농성 혹은 점액성 비루, 후비루(m/c)
② 비폐색
③ 기침
2) 비출혈: 염증성 혈관의 확장 때문
3) 후각이상
4) 두통: 부비동의 변화와 비례하지 않음
5) 이증상: 이내충만감, 자가강청, 삼출성중이염, 급성중이염 유발
6) 호흡기증상(후두염): 만성후두염, 기관지염, 기관지확장증 합병
7) 소화기증상: 위염

   ① 주증상 : 점액성 혹은 점액농성 비루, 후비루, 비폐색, 기침, 후각장애

   ② 급성부비동염과 달리 전신증상과 동통은 동반하지 않음

   ③ 기타 증상 : 피곤함, 집중력 저하, 치통, 이충만감, 구취, 자가강청(autophonia)

2) 급, 만성 부비동염의 흔한 원인균을 3가지 이상 열거한다.

  (1) 급성 부비동염

    ① S. pnuemonia, H. influenza, M. catarrhalis, S. pyogenes, S. aureus, Neisseria

    ② 악취가 나는 분비물이나 치아 감염에 의한 경우 : 혐기성세균을 의심

      (Bacteroides, Peptostreptococcus, Fusobacterium)

  (2) 만성 부비동염

    ① S. pneumonia, H. influenza, M. catarrhalis

    ② S. aureus, α & β hemolytic streptococcus, S. viridans, P. aeruginosa, Klebsiella 등

3) 만성부비동염의 원인을 열거한다.

  (1) 자연공의 폐쇄

    • 기계적 폐쇄 : 비용, 비중격만곡, 거대사골봉소, 역설적 중비갑개(paradoxical middle turbinate), 비갑개비후, 거대구상돌기

    • 비강, 비인강, 인두의 감염, 알레르기 염증, 아데노이드비대

    • 기타 종양이나 외상

  (2) 알레르기 : 천식

  (3) 면역결핍 : IgA, IgM, IgG 결핍증, 후천성면역결핍증

  (4) 섬모운동 이상 : 원발성 섬모운동이상증, 저산소증, 낮은 pH, 흡연, 탈수, 아트로핀, 항히스타민제

  (5) 점액분비 이상 : 낭포성섬유증

4) 급, 만성 부비동염의 진단법을 기술한다.

  (1) 병력, 증상, 신체검사 소견

  (2) 전비경과 비내시경 검사 : 비점막의 발적과 종창, 점액농성 분비물(급성)점막부종, 폴립양 변화 혹은 비용으로 인한 폐쇄, 비강과 비인두의 점액농성 비루(만성)

  (3) 철조법(Transillumination) : 상악동염과 전두동염의 진단

  (4) 방사선검사

    ① 단순방사선검사(Waters view, Caldwell view, Lateral view)

    • 부비동내 (air-fluid level 급성), 침범된 부비동의 혼탁, 부비동 점막비후

    ② 부비동 CT

후비루증후군(Posterior drip symdorme)
1) 정의: 비·부비동의 염증으로 분비물이 증가되고 이 분비물이 코 뒤로 넘어가는 것으로 인후부를 자극하여 기침을 유발(만성기침의 m/c원인)
2) 증상: 반복적인 기침, 분비물이 목 뒤로 넘어가는 느낌, 인후부의 염증으로 인한 이물감
3) 진단 　① 병력: 만성기침의 과거력 　② 방사선 검사(PNS view, CT): 부비동의 혼탁 및 점막의 비후
4) 합병증: 장액성중이염, 후각상실, 음성변화
5) 치료: 원인인자의 제거 – 알레르기 비염 및 부비동염의 치료(회피요법, 대증치료, 항생제 등)

5) 만성부비동염의 치료 원칙을 설명한다.

(1) 약물치료

　① 항생제(3-4주간 투여)

　　• 과거에는 amoxicillin이 널리 이용되어 왔으나 근래에는 clindamycin, metronida-zole과 macrolide의 복합체, amoxicillin-clavulanate, TMP-SMX 등의 광범위항생제 사용

　② 점막수축제, 점액용해제, 진통제, 항히스타민제, 국소스테로이드제

　③ 보조요법 : 생리식염수 세척, 가습, 증기흡입, 국소온열요법

(2) 수술치료

　• 약물치료에 반응하지 않는 경우 부비동내시경 수술 시행

6) 만성부비동염에서 시행하는 비내시경수술과 Caldwell-Luc 수술에 대하여 이해한다.

　• 부비동 내시경수술은 비강과 부비동 점막의 점액섬모운동에 관한 연구에 기초를 두고 있으며 내시경으로 수술시야를 확보하면서 폐쇄된 각각의 부비동의 자연공을 열어주는 방법이다. 부비동 점막의 대부분의 병변이 사골동 특히 ostiomeatal unit(OMU)의 전방부에서 발생한다는 사실과 부비동 점막의 병변은 대개 가역적이어서 부비동의 자연공을 통한 충분한 배액과 환기로 정상점막으로 회복시킬 수 있기 때문에 병변을 가지고 있는 비강 및 부비동 점막은 가능한 한 그대로 둔다는 데 근거를 두고 있다. 상악동근치수술(Caldwell-Luc operation)은 상구순 점막과 잇몸경계부에서 골막에 달하는 절개를 하고 견치와 골면을 노출한다. 하안와신경을 손상하지 않도록 골벽을 제거하여 상악동을 노출시킨 후 상악동의 병변을 관찰하

고 비가역적인 점막병변을 완전히 제거한다. 하비도측벽에 대공을 만들거나 자연
공부위를 크게 열어줌으로써 분비물 배설, 환기를 좋게 하고 술후 동세척, 상피화의
촉진을 도모한다.

7) 내시경을 이용한 부비동 질환의 진단 및 치료 장점을 설명한다.

- 비내시경으로 진단이 가능한 질환으로는 비용, 비중격 만곡증이나 여러 종류의 비
염, 양성이나 악성의 종양 등이며 치료가 가능한 대표적 질병은 부비동염, 비용, 종
래의 근치 수술 후에 재발된 부비동염, 비중격 돌기, 급성부비동염으로 인한 안와
합병증, 호흡성 후각 장애, 비내 양성 종양 등이다. 비내시경 수술은 내시경을 이용
하여 비내의 병소를 제거하여 비내 공간을 최대한 넓혀주는 것이다. 이러한 방법은
주변 구조물이나 비 점막의 손상을 최소화하여 수술할 수 있으므로 흉터와 출혈을
줄일 수 있다는 장점을 지닌다.

8) 소아부비동염의 특징을 설명한다.
 (1) 원인
  ① 성인과 마찬가지로 바이러스에 의한 상기도 감염이 가장 흔한 원인
  ② 원인균 : S. pneumonia(m/c), H. influenza, M. catarrhalis
 (2) 임상증상
  ① 급성부비동염
   - 기침, 농성 비루, 비폐색, 발열
   - 안면이나 안와 주위의 부종, 구취, 두통, 치통, 안면통
  ② 만성부비동염 : 비폐색, 계속되는 후비루, 만성적인 기침, 구취 등
 (3) 진단 : 성인과 대체로 동일
 (4) 치료
  - 소아의 급성부비동염은 항생제 치료를 하지 않아도 50~60%는 자연치유
  - 항생제를 사용하면 치유율이 80~90%로 향상되며 증상이 더욱 신속하게 완화
  - 만성 부비동염의 경우에도 시간이 지나고 성장함에 따라 대체로 자연치유
  ① 내과적 치료
   - 항생제
    - 성인과 같은 약제 투여하며 투여원칙이나 기간도 동일
    - amoxicillin, amoxicillin-clavulanate, cefuroxime, cefpoxime, cefdinir,

- TMP-SMX, EM, azithromycin, clarithromycin (quinolone은 금기)
- 혈관수축제, 점액용해제, 국소 스테로이드제, 알레르기 동반된 경우 항히스타민 제 투여
② 상악동 천자 및 세척 : 급성기 지난 후 상악동 내에 저류가 있을 때(3세 이하는 금기)
③ 외과적 치료(부비동내시경 수술)

9) 부비동염의 합병증을 열거한다.
(1) 안와 내 합병증
① 안와주위염 ② 안와봉와직염(orbital cellulitis)
③ 골막하농양 ④ 안와농양
⑤ 해면정맥동혈전
(2) 두개 내 합병증
① 수막염 ② 경막외농양
③ 경막하농양 ④ 뇌농양
(3) 골수염

7. 술후성 협부낭종

1) 술후성 협부낭종에 대하여 설명한다.
 * 상악동 근치수술을 받은 지 10~20년이 지난 후 상악동 내에 점액낭종이 발생하는 합병증
(1) 원인
① 상악동 근치수술 중 제거되지 않고 남아 있던 점막편으로부터 발생
② 근치수술 후 상악동이 폐쇄되기 전에 비강으로 통하는 통로인 비강상악동창이 먼저 막힘에 따라 상악동 내부가 폐쇄강이 되어 발생
(2) 증상
① 자발통, 압통, 치통, 협부종창이나 구강 내 종창
② 낭종이 안구 내로 팽창시 안증상 호소
(3) 진단
① 상악동 근치수술의 기왕력(가장 중요)
② 경구 혹은 하비도를 통한 시험천자 시 초콜릿색의 점액 흡인

③ CT

(4) 치료

　① 내시경 수술 : 낭종과 비강 사이에 넓은 배액공을 만들어 줌

　② 상악동 근치수술 재실시 : 내시경 수술이 불가능한 경우

8.　상악암

(1) 원인

- 원인은 아직 알려져 있지 않으나 단지 사골동의 선암은 목재공장 노동자에서 빈도가 높은 것으로 알려져 있다. 초기에는 상악동 내에 국한되어 있으나 점차 진행하면 골벽을 파괴하여 주위로 침윤한다.

(2) 증상

- 초기 증상으로는 일측성의 출혈성 비루와 비폐색이 많고 진행하면 협부종창, 구개종창, 치통, 협부통, 두통, 협부 피부의 지각이상 등이 있고 안구를 압박하여 안구돌출이나 복시가 나타나기도 한다.

(3) 진단

- 성인에서 수 주 동안 지속되는 일측성 농성, 혈성 비루가 있으면 일단 상악암을 의심하며 비경검사, 비인강검사를 하여 종괴가 보이면 조직검사로 확진한다. X-선 검사 특히 CT scan 혹은 MRI 등으로 암의 침윤범위를 잘 알 수 있다.

(4) 치료

- 암의 치료 방법에는 화학요법, 방사선치료법 및 수술의 세 가지가 있으며 상악암의 경우 이 방법 중 둘 혹은 세 가지로 병합요법을 실시한다. 예후는 불량하여서 5년 생존율은 약 30% 정도이다.

9.　비골골절

1) 비골골절(Nasal bone fracture)에 대하여 설명한다.

　(1) 역학

　　① 안면골격의 골부 손상 중 가장 흔함

② 남자, 젊은 층, 폭력사고로 인해 많이 발생

(2) 임상소견과 진단

① 종창이 심하면 2-3일 기다려 종창이 감소된 후 다시 자세한 검사 시행

② 비골 촉진 : 유동성, 염발음, 특정 부위의 압통

③ 단순방사선학적 검사 : 가양성 또는 가음성으로 해석되는 비율이 높고 치료의 예측 성도 없기 때문에 큰 도움이 되지 않는다.

(3) 치료

① 종창이 경미한 환자 : 조기정복을 시행

② 종창이 심한 경우 : 가라앉기를 기다려 정확히 평가 후 소아는 3-7일, 성인은 5-10 일 이내에 정복

③ 예방적 항생제, 충혈완화제 투여, 생리식염수 세척

④ 관혈적 정복이 필요한 경우

- 분쇄골절, 양쪽골절, 골절편이 꽉 끼어있는 골절
- 비중격의 뚜렷한 전위 혹은 비관혈적 정복이 만족스럽지 못한 경우

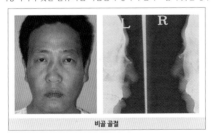

비골 골절

10. 비절

1) Nasal furuncle의 치료에 대하여 설명한다.

① 국소를 깨끗이 닦고 항생제 연고를 바르고 외부에는 냉습포 실시

② 동통이 심한 경우 진통제를 투여하며 농양이 국소화 되면 절개, 흡인 & 배농을 실시

③ 염증이 심한 경우 전신 항생제 투여

- 증상이 전혀 없는 경우 경과 관찰하기도 하나 염증 증세가 있다면 단순 추적관찰보

다는 항생제를 국소투여하면서 지켜보는 것이 적절하며 이후 화농되면 절개 배농해
준다.

11. 수면무호흡

- 수면무호흡은 정의상 전체 수면에서 시간당 5회 이상의 폐쇄성무호흡(Apnea, Hypopnea, Respiratory related arousal)이 있으면서 1) 낮 시간에 자주 졸림, 개운치 않거나 피로감 호소, 불면증 증상 있는 경우 2) 숨이 막히거나 숨을 헐떡이거나 호흡이 중지되면서 잠에서 깨는 경우 3) 함께 자는 사람에 의해 수면 중 습관적인 코골이 또는 호흡장애가 관찰될 경우 4) 고혈압, 기분장애, 인지장애, 관상동맥질환, 뇌졸중, 울혈성 심부전, 심방세동, 제2형 당뇨를 진단받은 경우 중 한 가지 이상 증상이 있는 경우에 진단하고, 폐쇄성 무호흡이 시간당 15회 이상이 있는 경우에는 다른 조건과 관계없이 진단할 수 있다.
- 폐쇄성 수면무호흡은 우선 비만과 관련이 많으므로, 체중을 줄여야 한다. 음주 및 수면제 복용은 무호흡을 악화시킬 수 있으므로 피해야 한다. 수술적 치료로서 비강 내 수술, 구개수구개인두 성형술은 가장 대표적이고, 흔히 시행되는 수술방법이다. 양악전진술의 경우는 치료 성공률은 높으나 침습적인 방법이기 때문에 합병증 가능성에 대해서도 신중히 고려해야 한다. 단순 코골이나 경증의 수면무호흡의 경우 구강 내 장치가 흔히 사용되고 있으며 중등도 이상의 폐쇄성 수면무호흡의 경우는 양압호흡기 치료가 권유될 수 있으나, 수면 중 마스크 사용의 순응도가 떨어지는 단점이 있다.

Question

01

꽃가루가 원인이 되는 경우가 가장 많은 것은 어느 것인가?

① 코 알레르기

② 기관지천식

③ 과민성폐장염

④ 아토피성 피부염

⑤ 두드러기

02

꽃가루에 의한 코 알레르기와 집먼지에 의한 코 알레르기의 다른 점은 무엇인가?

> 가. 발증연령
> 나. 눈 증상의 발생빈도
> 다. 기관지천식의 합병빈도
> 라. 비만세포 관여의 유무

① 가, 나, 다   ② 가, 다   ③ 나, 라

④ 라   ⑤ 가, 나, 다, 라

03

코 알레르기에 대해 설명한 것으로 잘못된 것은 어느 것인가?

① I형 알레르기이다.

② 발작 시 하비갑개가 창백하게 종창된다.

③ 콧물 중에 호산구가 보인다.

④ 항히스타민약이 유효하다.

⑤ 꽃가루에 의한 코 알레르기는 10~20대에 많다.

01
정답 ①
해설
▶ 최신임상이비인후과학 P. 132
꽃가루는 코 알레르기의 주된 원인이다.

02
정답 ①
해설
▶ 최신임상이비인후과학 P. 132
- 꽃가루는 1년에 1번밖에 감작될 기회가 없지만 집먼지는 증감에 차이는 있지만 거의 일 년 내내 존재한다. 호발연령은 꽃가루의 경우 20대가 가장 많고, 집먼지는 10대에서 가장 많다.
- 꽃가루는 결막염 증상이 강하다.
- 집먼지(진드기)에 의한 코 알레르기가 천식 합병을 일으키기 쉽다. 천식이 소아에게 많은 것은 체격의 차이, 자율신경계 조정의 미숙 등이 요인이 되기 때문일 것이다.

03
정답 ⑤
해설
▶ 최신임상이비인후과학 P. 132
- 알레르기성 비염은 I형 알레르기이며, 부교감신경기능 항진상태에 의해 콧물·코막힘·재채기를 일으킨다. 원인으로는 집먼지가 가장 많다.
- 꽃가루의 경우 20대가 가장 많다.

04

18세 남자가 1년 전부터 코가 답답하고 물 같은 콧물이 흐르며 재채기가 자주 난다. 계절에 따라 증상이 더 심해지지는 않는다. 전에 아토피성 피부염을 앓은 적이 있다. 이 환자의 진단에 유용한 검사는 어느것인가?

```
가. 비즙중호산구검사
나. 피내반응
다. 혈청특이적 IgE검사
라. 매크로파지유주저지시험
```

① 가, 나, 다   ② 가, 다   ③ 나, 라

④ 라   ⑤ 가, 나, 다, 라

04
정답 ①
해설
▶ 최신임상이비인후과학 P. 132
매크로파지유주저지시험이란 감작T세포가 방출된 매크로파지유주저지인자(MIF)에 의해 매크로파지가 확산이 작아지는 것을 이용하고 있다. IV형 알레르기 시험이다.

05

어느 소아의 콧속 사진이다. 이 질환에 대한 설명으로 옳은 것은 어느 것인가?

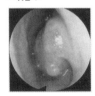

```
가. 집먼지가 원인이다.
나. 비만세포로부터의 히스타민유리가 관계된다.
다. 아토피성 피부염을 합병하기 쉽다.
라. 콧물 속에 호염기구가 증가한다.
```

① 가, 나, 다   ② 가, 다   ③ 나, 라

④ 라   ⑤ 가, 나, 다, 라

05
정답 ①
해설
▶ 최신임상이비인후과학 P. 132
• 왼쪽 하비갑개가 창백하게 종창되었으며 수용성 분비물을 볼 수 있다.
• 콧물 중에 호산구가 보인다.

06

감감작요법에 대한 설명으로 옳은 것은 어느 것인가?

> 가. 알레르기성 비염에 적응이 있다.
> 나. 아나필락시의 우려가 있다.
> 다. IgG형 저지항체가 생산된다.
> 라. 집먼지는 알레르겐에 쓰이지 않는다.

① 가, 나, 다   ② 가, 다   ③ 나, 라

④ 라   ⑤ 가, 나, 다, 라

06

정답 ①

해설

▶ 최신임상이비인후과학 P. 132
- 피하주사에 의해 경피적으로 소량씩 투여하여 피부의 국소반응을 관찰하며 증량해 나간다. 정맥 내 투여는 금기
- 집먼지 진드기, 꽃가루, 고양이 항원, Alternaria, Cladosporium 등 일부 곰팡이에 대하여 면역요법의 효과가 입증됨

07

29세 남자가 7년 동안의 재채기, 콧물, 코막힘, 코가려움증, 눈가려움증 등으로 왔다. 증상은 8월 말부터 10월까지 나타났다. 원인 항원은?

① 곰팡이   ② 바퀴벌레   ③ 나무꽃가루

④ 잡초꽃가루   ⑤ 집먼지진드기

07

정답 ④

해설

▶ 최신임상이비인후과학 P. 132
* 알레르기 비염의 외인성 알레르겐
1) 계절성
- 3~4월(봄) : 수목화분(tree) : 오리나무, 포플러, 버드나무, 참나무, 소나무
- 6~8월(초여름부터 초가을) : 목초화분(weed) : 큰조아재비(timothy), 호밀풀(rye grass), 왕포아풀(meadow grass) 등
- 8~10월(늦여름부터 가을) : 잡초화분(grass) : 쑥(mugwort), 돼지풀(ragweed), 환삼덩굴(hop japanese)
2) 통년성 : 집먼지 진드기

08

30세 여자로 5년 전부터 시작된 매년 3~5월까지 반복된 콧물, 재채기, 코막힘이 있었다. Skin prick test 결과가 다음과 같을 때 원인 물질은?

> 팽진의 평균직경(mm)
>   생리식염수 0
>   히스타민용액 5

① Grass pollen 6

② Tree pollen 8

③ Weed pollen 8

④ Aspergillus spore 10

⑤ Dermatophagoides farinaei 10

08 정답 ②

해설

▶ 최신임상이비인후과학 P. 132
skin pric test결과와 매년 3~5월에 반복되는 증상을 연관시켜 생각한다.
알레르기 비염, 3~5월(봄)
→ 수목화분(Tree pollen)

09

알레르기성 비염 증상 중 항히스타민제에 의해 소실될 수 있는 것은?

> 가. 소양증
> 나. 코막힘
> 다. 재채기
> 라. 두통

① 가, 나, 다　　　　② 가, 다　　　　③ 나, 라

④ 라　　　　⑤ 가, 나, 다, 라

09 정답 ②

해설

▶ 최신임상이비인후과학 P. 132
항히스타민제: 가려움증, 재채기, 비루 등에는 좋은 효과를 보이나 비폐색에 대한 효과는 미미

* 알레르기성 비염 치료에 쓰이는 약제와 그 효과

약물	재채기	콧물	코막힘	가려움증
항히스타민제	+++	++	(+)	+++
국소용 혈관수축제	–	–	++	–
경구용 혈관수축제	–	–	++	–
크로몰린	+	+	+	–
국소용 스테로이드	+++	+++	++	–
전신용 스테로이드	++	++	+++	++
국소용 항콜린제	–	++	–	–

– : 무효, (+) : 효과불분명, + : 약간효과, ++ : 중등도효과, +++ : 우수효과

10

24세 남자가 콧물, 재채기, 코막힘 때문에 병원에 왔다. 증상은 3년 전부터 시작되었고 호전과 악화가 반복되었다. 콧물, 재채기, 코막힘에 모두 효과적인 치료제는?

① 국소 항히스타민제

② 국소 항콜린제

③ 국소 스테로이드

④ 국소 비만세포(mast cell) 안정제

⑤ 국소 교감신경 항진제

11

소아에서 코피의 가장 흔한 원인은?

① 혈소판 감소　　② 비염　　③ 부비동염

④ 코후빔　　⑤ 아데노이드 비대

12

비출혈의 호발부위는 어디인가?

① 비중격 전하부

② 비중격 상부

③ 비중격 후부

④ 하비갑개 전단부

⑤ 하비갑개 후단부

10
정답 ③
해설
▶ 최신임상이비인후과학 P. 132
항콜린제: 수양성 비루를 감소시키지만 비폐색, 재채기, 소양감 등의 증상에 대한 효과는 거의 없다.
비만세포 안정제: 전신적 부작용이 거의 없어 소아에서 안심하고 사용할 수 있지만 국소 스테로이드에 비해 효증이 많이 떨어진다.
국소 스테로이드: 비폐색, 재채기, 가려움증, 콧물에 대해 효과적이다.

11
정답 ④
해설
▶ 최신임상이비인후과학 P. 112~151
소아의 비출혈은 습관적으로 코를 문지르거나 후비는 경우
• 비출혈의 가장 흔한 원인 : 외상
• 소아에서 비출혈의 m/c 원인 : 습관적으로 코를 후비거나 코를 문지르는 행동

12
정답 ①
해설
▶ 최신임상이비인후과학 P. 151
비중격 전하부는 Kiesselbach 부위라고도 하며, 비출혈의 호발부위이다.

13

비출혈과 관련이 있는 것은 어느 것인가?

> 가. 사골동맥
> 나. 상행인두동맥
> 다. 익동맥
> 라. 천측두동맥

① 가, 나, 다   ② 가, 다   ③ 나, 라

④ 라   ⑤ 가, 나, 다, 라

14

65세 환자가 코피를 주소로 내원하였다. 평소 코를 후비지는 않았고 감기 증상도 없었다. 21년 전 고혈압을 진단받았으나 특별한 치료를 받지는 않았다. 내원 당시 혈압은 180/110이었고, 맥박은 110회/분이었다. 다음 중 맞는 설명은?

> 가. 후비공 비출혈
> 나. 쉽게 지혈된다.
> 다. 거즈 packing 할 경우에는 항생제를 사용한다.
> 라. Kisselbach plexus 출혈이다.

① 가, 나, 다   ② 가, 다   ③ 나, 라

④ 라   ⑤ 가, 나, 다, 라

13
정답 ②
해설
▶ 최신임상이비인후과학 P. 151
비강은 혈행이 풍부한 기관으로, 비출혈은 비중격 앞부분인 Kiesselbach부위에서 호발한다. 이를 구성하는 혈관에는 외경동맥 줄기인 익동맥, 내경동맥 줄기인 사골동맥 등이 있다.

14
정답 ②
해설
▶ 최신임상이비인후과학 P. 151
후방부 출혈은 동맥경화 혹은 고혈압이 있는 고연령층에서 많이 일어난다. 일반적으로 고령자의 출혈은 중대한 질병의 징후인 때가 많고 지속적인 출혈로 인하여 고도의 빈혈이 올 수도 있으며 때로는 치명적일 수 있다.
가, 나. 고령(65세), 고혈압을 동반
→ 후비공 비출혈이 가능성이 높으며 처치가 힘듦
다. 전비공이나 후비공에 패킹을 시작할 때에는 부비염, 중이염 같은 주위기관의 2차 감염을 예방하기 위해 항생제를 투여(특히, 바셀린 연고를 묻힌 거즈로 48 hr이상 패킹할 때는 항생제를 반드시 사용)
라. 후비공 출혈 : Woodruff plexus의 출혈
c.f. Kisselbach plexus 출혈
: 전비공 출혈

15

다음은 비출혈의 일반적인 치료에 관한 기술이다. 틀린 것은?

① 어린아이에서 국소마취 하에 전기소작술은 좋지 않다.

② 불안과 혈압을 낮추기 위하여 머리를 높이고 안정제를 투여하는 것은 도움이 된다.

③ 비중격 변형이 있는 경우 비중격 성형술을 시행한다.

④ 혈소판 감소증이 있는 환자의 경우 바세린 충전(packing)보다는 전기소작술이 좋다.

⑤ 심폐질환이 있는 환자에서 후비강 충전(packing)은 금기이다.

16

58세 남성이 대량의 비출혈 때문에 응급차에 실려왔다. 아침 6시경 오른쪽 코에서 출혈이 있었는데 10분 만에 자연히 지혈되었다. 2시간 후 다시 비출혈이 시작되었는데 그치지 않는다. 구강에서도 혈액을 토출해내고 있다. 전비경검사를 해보니 상비도 뒤쪽에서 다량으로 출혈되고 있으나 출혈점은 확인할 수 없다. 이 경우 적절한 지혈법은 어느 것인가?

① 비근부를 차게 한다.

② 비익을 가운데를 향해 압박한다.

③ 후비공측 탐폰(Bellocq 탐폰)을 삽입한다.

④ 전기소작을 한다.

17

비출혈에 대해 잘못 설명한 것은 어느 것인가?

① 소아의 비출혈은 Kiesselbach부위에서 많이 일어난다.

② 건조성 전비염은 비출혈의 원인이 되기 쉽다.

③ 취비증의 출혈은 점막에 존재하는 궤양 때문이다.

④ 지혈법으로서 간혹 출혈부위의 점막을 절제한다.

⑤ Bellocq 탐폰은 중이염을 일으킬 위험이 있다.

18

3세 남자아이가 4일 전부터 오른쪽 콧구멍에서 황갈색을 띤 악취가 나는 콧물이 흐르고 코막힘 증상이 있다. 발열·식욕부진은 없으며 안면 종창도 없고 튼튼하다. 가장 의심되는 진단은?

① 급성부비강염   ② 비진균증   ③ 상악골골수염

④ 비강악성종양   ⑤ 비강이물

18
정답 ⑤
해설

19

비중격만곡증에 대해 바르게 설명한 것은 어느 것인가?

> 가. 돌출측이 위축성 비염이 되기 쉽다.
> 나. 상악골과 비중격연골 접합부에 구부러진 경우가 많다.
> 다. 주요증상은 비폐색감과 두통이다.
> 라. 치료는 Vidian신경을 절제한다.

① 가, 나, 다   ② 가, 다   ③ 나, 라

④ 라   ⑤ 가, 나, 다, 라

19
정답 ①
해설
▶ 최신임상이비인후과학 P. 128
• 비돌출측이 대상성으로 비후되는 경우가 많아 비후성 비염이 된다.
• Vidian신경절제술은 알레르기성 비염에 대한 분비신경블록술이다.

20

소아 급성 세균 코곁굴염(paranasal sinusitis)의 진단에 관한 설명이다. 옳은 것은?

> 가. 고열, 고름 같은 콧물이 3~4일 이상 지속될 때 의심할 수 있다.
> 나. 콧물, 기침이 호전되지 않고 14일 이상 지속될 때 의심할 수 있다.
> 다. 코곁굴 투과조명법(transillumination)은 소아에서 시행하기 어렵다.
> 라. 코곁굴 X선 사진으로 바이러스 코곁굴염과 감별할 수 없다.

① 가, 나, 다   ② 가, 다   ③ 나, 라

④ 라   ⑤ 가, 나, 다, 라

20
정답 ③
해설
▶ 최신임상이비인후과학 p. 138, 144
소아급성부비동염
• 대개 10일 이상 상기도염이 지속되면 비부비동염의 발병이라고 생각해야 된다.
• 주 증상은 코막힘, 농성비루, 후비후, 기침, 두통, 정서불안 등이 있다.
• 천자법 혹은 투과조명법은 상악동염과 전두동염의 보조진단법이다.
• 합병증이 없는 단순한 바이러스성 상기도염에도 전상화단층촬영에서 95%의 환아에서 비정상소견이 보이고, 상기도염의 증상이 없는 환자의 30~40%에서 비정상의 방사선 소견을 보인다.

21

48세 남자가 3개월간 지속된 기침과 가래로 병원에 왔다. 체온은 36.8℃였고, 인후후벽에 조약돌(cobble stone)같은 모양이 보였다. 얼굴 압통은 없었고, 다음은 코곁굴(parana-salsinus) X선 사진이다. 진단은?

① 기관지 확장증

② Wegener's 육아종증

③ 위식도 역류증

④ 후비루 증후군(postnasal drip syndrome)

⑤ 후두암

22

알레르기 비염 환자가 만성기침을 주소로 내원하였다. 진찰상 후비루가 관찰되었고, 촬영한 X선 검사상 maxillary sinus에 air-fluid level이 보였다. 흔한 원인균은?

| 가. S. aureus |
| 나. S. pneumonia |
| 다. P. aeruginosa |
| 라. H. influenza |

① 가, 나, 다   ② 가, 다   ③ 나, 라

④ 라   ⑤ 가, 나, 다, 라

21

정답 ④

해설

▶ 최신임상이비인후과학 p.140

만성기침과 인후부의 염증 소견을 보이면서 이 중 X–선상 부비동내 air fluid level과 부비동의 혼탁, 점막비후 소견이 관찰된다면 후비루증후군의 가능성이 가장 높다.

* 만성기침(3주이상)의 흔한 원인(흉부 x–ray가 정상인 비흡연자에서)
1) postnasal drip(후비루)(41%) : PNS상 부비동의 혼탁, 점막비후소견
2) 기관지 천식(24%) : methacholine skin test를 실시하여 기관지과민성 증명 (FEV1↓)
3) 위식도 역류(21%) : 24hr PH monitoring
4) 만성기관지염(5%)

22

정답 ③

해설

▶ 최신임상이비인후과학 p. 140

부비동염의 흔한 3대 원인균
1) S. pneumonia (20~35%)
2) H. influenzae (6~26%)
3) M. catarrhalis (2~10%)

23

급성 부비동염에 관한 설명 중 틀린 것은?

① 수영이나 다이빙 후 생길 수 있다.

② 치성으로 생길 수 있다.

③ Water's view와 caldwell's view가 진단에 도움이 된다.

④ 비루의 균배양검사 및 감수성검사를 시행 하는 것이 좋다.

⑤ 조기에 수술적 치료를 한다.

23
정답 ⑤
해설
▶ 최신임상이비인후과학 p. 138, 144
급성 부비동염의 치료원칙은 적절한 항생
제를 충분히 투여하는 것이다.

24

얼굴 윗턱골 부위 압통, postnasal discharge가 있는 5세 남아의
위턱골 방사선 사진 결과가 사진과 같다. 가장 흔한 원인균은?

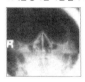

① Haemophilus influenzae type B

② Moraxella catarrhalis

③ Staphylococcus aureus

④ Pneumococcus

⑤ Streptococcus pneumonia

24
정답 ⑤
해설
▶ 최신임상이비인후과학 P. 138
안면부 압통과 후비루
water's view에서 부비동의 혼탁소견이 관
찰
→ 부비동염, 가장 흔한 원인균은
   S. pneumonia

소아 부비동염의 원인균
• Streptococcus phenmoniae (25~30%)
• Moraxella catarrhalis (15~20%)
• Haemophilus influenza (15~20%)
• sirepio coccues pyogenes (2~5%)

25

만성 부비동염의 발생과 관련성이 적은 것은?

① 비중격 만곡증

② 비갑개 비후

③ 중이염

④ 인두 편도 비대

⑤ 아토피 소인

25
정답 ③
해설
▶ 최신임상이비인후과학 P. 140
중이염은 부비동염이 있는 경우 호발하지
만 부비동염의 발생에 직접적으로 관여하
지 않는다
①, ②, ④ → 자연공의 폐쇄를 유발하여 부
비동염의 원인으로 작용
⑤ → 부비동염은 아토피와 연관된 천식,
알레르기성 비염 등과의 관련성이 있다.

26

부비동염의 진단적 가치가 있는 소견은?

가. 코막힌 목소리
나. 부비동의 압통
다. 맑은 콧물
라. 후비루(postnasal dripping)

① 가, 나, 다   ② 가, 다   ③ 나, 라
④ 라   ⑤ 가, 나, 다, 라

26
정답 ③
해설
▶ 최신임상이비인후과학 P. 140
압통과 비강 내 화농성 비루가 급성 부비동염의 진단에 중요한 단서이다. 만성부비동염에서는 화농성비루와 후비루가 진단적 가치가 있다. 코막힌 목소리, 맑은 콧물 등은 부비동염에서 나타날 수 있으나 비염 등에서도 가능한 소견이다.

27

만성부비동염에 관한 설명이다. 맞는 것은?

가. 주요 증상은 비폐색, 비루, 두통, 후각 이상, 후비루 등이다.
나. 염증성 혈관 확장으로 비출혈이 일어날 수 있다.
다. 만성후두염, 기관지염, 기관지 확장증 등이 발생할 수 있다.
라. 두통의 심한 정도는 염증의 정도에 비례한다.

① 가, 나, 다   ② 가, 다   ③ 나, 라
④ 라   ⑤ 가, 나, 다, 라

27
정답 ①
해설
▶ 최신임상이비인후과학 P. 140
라. 만성부비동염에 있어 두통은 일정치 않으며 부비동의 변화와 비례되지 않는다.
* 만성부비동염의 증상
• 주증상 : 화농성 혹은 점액성 비루(후비루가 m/c), 비폐색, 기침
• 비출혈 : 염증성 혈관의 확장 때문
• 후각이상
• 두통 : 부비동의 변화와 비례하지 않음
• 이증상 : 이내충만감, 자가강청, 삼출성 중이염, 급성중이염 유발
• 호흡기증상(후두염) : 만성후두염, 기관지염, 기관지확장증 합병
• 소화기증상 : 위염

28

8세 남아가 만성 기침으로 병원에 왔다. 진찰에서 후비루(postna-sal drip)가 관찰되었고, 상악동 X선 사진은 완전 혼탁을 보였다. 적절한 치료 중 가장 옳은 것은?

① 진해제 2~3주 투여

② 기관지 확장제 2~3주 투여

③ 항알레르기제 4~6주 투여

④ 비충혈제거제 1~2주 투여

⑤ 항생제 4~6주 투여

29

5세 여아가 1개월 이상 지속된 기침 때문에 병원에 왔다. 발열은 없고, 기침은 주로 밤에 하며, 농성 콧물(비루)이 목뒤(후비루)로 넘어가고 코앞으로 흘러나오고 있었다. 코 곁굴(부비동)의 X선 사진에서 양측 위턱굴(상악동)의 완전혼탁이 있다. 적합한 일차 선택 약물은?

① Gentamicin   ② Amoxicillin   ③ Vancomycin

④ Clindamycin   ⑤ Doxycycline

30

3세 소아가 14일 이상 지속되는 콧물과 기침을 주소로 병원에 왔다. 눈확뼈막부기(periorbital swelling) 얼굴압통과 코점막 홍반 부기가 있었다. 우선 투여해야 할 약제는?

① Gentamicin   ② Penicillin   ③ Amoxicillin

④ Tetracycline   ⑤ Clarithromycin

28

정답 ⑤

해설

▶ 최신임상이비인후과학 P. 138, 144

• 소아의 만성 부비동염에서 일반적으로 4주 정도 항생제를 투여하지만 경우에 따라 6~8주까지 투여하기도 한다. 혈관수축제, 점액용해제, 국소스테로이제 등을 보조 약제로 투여할 수 있으며 알레르기가 동반된 경우엔 항히스타민제를 투여할 수 있다.

• 외과적 치료(부비동 내시경수술)는 소아 의만성 부비동염 치료에 있어 안전하고 유용한 방법으로 인식되고 있으며 3개월 이상 약물치료에 반응이 없는 경우, 합병증이 병발한 경우 등에 시행할 수 있다.

29

정답 ②

해설

▶ 최신임상이비인후과학 P. 138, 144

소아 부비동염에서 성인과 같은 약제를 투여:

amoxicillin(TOC), amoxicillin-clavulanate, cefuroxime, cefpoxime

부비동염의 경험적 치료의 원칙은 amoxicillin이나 bactrim과 같은 저가의 널리 알려진 약제로 1차 선택제로 충분히 쓰고 효과가 없을 때 2차 선택제를 쓰는 것이다.

30

정답 ③

해설

▶ 최신임상이비인후과학 P. 138, 144

소아에서 감기증상이 10일 이상 지속되면 급성부비동염을 의심할 수 있다. 그 외에 안면이나 안와 주위의 부종, 구취, 두통, 치통, 안면통 등을 호소할 때 급성 부비동염을 의심할 수 있으며 자기 증상을 정확히 표현하지 못하는 영유아에서는 자꾸 보채는 행동이 유일한 증상일 수 있다.

31

48세 남자가 3일 전 좌측 협부통증으로 내원하였다. 15년 전 만성 부비동염으로 수술 후 약간의 장액성 비루를 가진 자다. 다음 중 가장 가능성 있는 진단은?

① 급성 부비동염　　② 만성 부비동염　　③ 치석식악

④ 비중격 만곡증　　⑤ 술후성 협부낭종

31

정답 ⑤

해설

▶ 최신임상이비인후과학 P. 140

술후성 협부낭종: 상악동 근치수술을 받은 지 10~20년이 지난 후 상악동 내에 점액 낭종이 발생하는 합병증

* 술후성 협부낭종

- 원인 : 상악동 근치수술 중 제거되지 않고 남아 있던 점막편으로부터 발생
- 증상 : 협부의 자발통, 압통 및 종창, 치통 및 구강 내 종창
- 진단 : 상악동 근치수술의 기왕력(m/i), 상악동 천자 시 초콜릿색의 점액 흡인
- 치료 : 내시경 수술 통한 배액공 생성

32

49세 남성은 몇 년 전부터 오른쪽 협부의 종창, 협부통, 치통 및 오른쪽 눈의 위화감이 반복되어 항균약을 내복했으나 나아지지 않았다. 치육부를 천자하자 암갈색의 점성을 띤 액체가 나왔다. 28년 전에 양쪽 부비강 수술을 받은 적이 있다. 부비강 단순 X선 CT의 관상단 사진을 다음에 나타낸다. 이 환자에게 고려되는 질환은 어느 것인가?

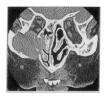

① 안와종양

② 만성부비강염

③ 치성상악동염

④ 술후성 상악낭포

⑤ 상악종양

32

정답 ④

해설

▶ 최신임상이비인후과학 P. 140

협부 종창을 일으키는 질환에서 감염을 수반한 염증성 질환, 천자액은 점성을 띤 액체, 부비강염 수술 기왕력, 삼차신경 제2지 장해에 의한 눈의 위화감이 수반되는 질환을 고려한다.

33

50세 남성이 X선 검사에서 왼쪽 상악동에 이상음영이 있고 안쪽 벽 일부에는 골결손상이 보인다. 이것으로 고려되는 질환은 어느 것인가?

> 가. 건락성 상악동염
> 나. 상악암
> 다. 술후성 상악낭포
> 라. 급성 상악동염

① 가, 나, 다   ② 가, 다   ③ 나, 라
④ 라   ⑤ 가, 나, 다, 라

33
정답 ①
해설
▶ 최신임상이비인후과학 P. 166
한쪽 상악동에 음영이 보이고 골결손상을 수반하는 질환으로 상악암, 건락성 상악동염, 술후성 상악낭포를 의심한다.

34

67세 남성이 콧물에서 악취가 나고 복시현상 때문에 병원에 왔다. 4개월 전부터 콧물에서 악취가 나고 코피도 자주 흘리게 되었으며 치통도 생겼다. 오른쪽 안구가 서서히 돌출되고 복시현상이 나타났으며 얼굴모습도 조금씩 변형되기 시작했다. 부비강CT를 다음에 나타낸다. 이것으로 고려되는 질환은 어느 것인가?

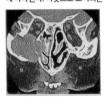

① 만성부비강염
② 치성상악동염
③ 부비강낭포
④ 상악암
⑤ 상인두암

34
정답 ④
해설
▶ 최신임상이비인후과학 P. 166
오른쪽 상악을 중심으로 오른쪽 안와하내벽골을 파괴하고 안와 내로 침윤 및 상악 내벽골을 파괴하고 오른쪽 비강으로 침윤하는 연부조직 음영이 보인다. 상악암의 소견이다.

35

상악암에 대해 잘못 설명한 것은 어느 것인가?

① T1에서 발견되는 경우는 적다.

② 한쪽 코에서 혈성 비루가 나면 본증을 의심한다.

③ 부비강 X선 단순사진에서 골파괴상을 보인다.

④ 경부림프절 전이를 일으키기 쉽다.

⑤ 후상방형은 전하방형에 비해 예후가 나쁘다.

35
정답 ④
해설
▶ 최신임상이비인후과학 P. 166
상악동암은 상악동 뼈로 덮여 림프류가
적기 때문에 두경부암 중에서 가장 경부림
프절로 전이되는 경우가 낮은 편이다.

36

17세 남자가 하루 전에 넘어져서 다쳤다. X선 촬영 상에 코뼈의
단순골절을 입어 함몰되어 있었다. 가장 올바른 중요한 처치는?

① 빠른 시일 내에 폐쇄 정복술(closed reduction)을 시행

② 부종을 소실시키기 위하여 소염제 투여

③ 빠른 시일 내에 개방 정복술(open reduction)을 시행

④ 비강 내에 바셀린 가제로 탐폰한다.

⑤ 부종이 소실 될 때까지 기다려서 치료방법을 결정한다.

36
정답 ⑤
해설
▶ 최신임상이비인후과학 P. 149
• 코와 주변부위 연조직 종창이 경미한 환
  자에서는 조기정복을 할 수 있다.
• 종창이 심하면 가라 앉기를 기다려 정확
  히 평가하고, 아직 골부의 가동성이 있
  을 때 정복의 시기를 선택한다. 소아는
  3~7일 이내에, 성인에서는 5~10일 이
  내에 정복하는 것이 일반적이다.

37

20세 된 남자가 평소 코를 자주 후비는 버릇이 있다. 그 남자가 내
원 1일 전부터 코 안에 furuncle이 만져져서 내원하였다. 이 환자
에 대한 적절한 처치는?

① 외부온습포 실시

② 재발되지 않게 짜낸다.

③ 항생제를 국소투여

④ 절개 배농한다.

⑤ 추적 관찰한다.

37
정답 ③
해설
▶ 최신임상이비인후과학 P. 128
• 치료는 국소를 건드리지 말고 항생물질
  연고를 도포하며, 전신적으로 항생제와
  소염제를 투여한다.
• 농양이 형성되었으면 절개배농한다.

* Nasal furuncle의 치료
• 국소를 깨끗이 닦고 항생제 연고를 바르
  고 외부에는 냉습포 실시
• 동통이 심한 경우 진통제를 투여하며 농
  양이 국소화 되면 절개, 흡인 & 배농
• 염증이 심한 경우 전신 항생제 투여

38

비출혈에 다음 설명 중 맞는 것은?

> 가. 비출혈은 대부분 Kisselbach's plexus에서 발생한다.
> 나. 성인의 비강 후방부의 출혈 시 고혈압에 의할 가능성이 많다.
> 다. 지혈 전에 환자를 안정시키는 것이 중요하다.
> 라. 환자를 편안히 눕히고 비강을 관찰하여 정확한 출혈 부위를 찾는다.

① 가, 나, 다   ② 가, 다   ③ 나, 라

④ 라   ⑤ 가, 나, 다, 라

38
정답 ①
해설
▶ 최신임상이비인후과학 P. 151
앉은 자세에서 출혈이 줄어드는 경향 있어
환자 상태가 허용되는 한 앉은 자세에서
검사하는 것이 좋다.

39

50세 남자가 3시간 전에 발생한 비출혈을 주소로 내원하였다. 다음 중 치료로 알맞은 것은?

> 가. 환자를 안정시키도록 한다.
> 나. 출혈 부위를 확인하기 위해 앉은 자세에서 비강을 관찰하여 출혈되는 부위를 찾아야 한다.
> 다. 고혈압이나 혈액응고이상 등에 대해 문진을 하고 이에 대한 혈액검사를 시행한다.
> 라. 비강 후부에서 출혈 시 비강 탐폰이나 풍선 등으로 적극적으로 치료하면 색전증의 위험성이 있어 위험하므로 전비공 패킹 후 관찰한다.

① 가, 나, 다   ② 가, 다   ③ 나, 라

④ 라   ⑤ 가, 나, 다, 라

39
정답 ①
해설
▶ 최신임상이비인후과학 P. 151
후비출혈시 출혈량이 많아 심하면 쇼크도
올 수 있어 적극적으로 치료해야 한다.

40

40세 여자가 2일 전에 생긴 점차 심해지는 두통, 코 막힘, 치통을 주소로 내원하였다. 2주 전부터 콧물, 미열, 가벼운 인후통이 있었다고 한다. 체온은 37.5도였고 얼굴 협부(=뺨, isthmus)에 심한 압통이 있었다. 비경검사에서 중간콧길 뒤쪽에서부터 고름 분비물이 관찰되었다. 다음 중 진단에 가장 도움이 되는 방사선 검사로 알맞은 것은?

① 기저영상(basal view)

② 위터스영상(water's view)

③ 입벌림영상(open mouth view)

④ 카드웰영상(Caldwell view)

⑤ 머리뼈가쪽영상(skull lateral view)

40
정답 ②

해설

▶ 최신임상이비인후과학 P. 117, 138

임상 소견 상 콧물, 코 막힘 등의 증세와 함께 협부(뺨)의 압통을 호소하여 우선 상악동의 부비동염을 의심할 수 있고 비경검사에서 중간콧길 뒤쪽(앞쪽은 전두동 개구부, 뒤쪽은 상악동, 전사골동의 개구부가 위치 : 본문 내용 참고)에서 고름 분비물이 나오는 것으로 보아 전두동 부비동염을 진단할 수 있다. 전두동을 보기에 가장 좋은 방사선 검사는 Water's view이다.

41

35세 남자가 9일 전부터 시작된 오른쪽 코 막힘, 누런 콧물을 주소로 내원하였다. 3일 동안 개인 병원에서 치료받았으나 효과 없었다. 38.5도의 열이 있었고 오른쪽 위턱뼈 부근의 압통이 있었다. 진찰에서 후비루 소견을 보였다. 다음 중 치료로 알맞은 것은?

① amantadine   ② fluconazole   ③ gentamycin

④ megtronidazole   ⑤ amoxicillin/clavulanate

41
정답 ⑤

해설

▶ 최신임상이비인후과학 P. 138

42

다음 중 만성 부비동염의 발생과 관련성이 가장 적은 것은?

① 비중격만곡증   ② 비갑개 비후   ③ 중이염

④ 인두 편도 비대   ⑤ 아토피 소인

42
정답 ③

해설

▶ 최신임상이비인후과학 P. 140

부비동 자연공 개방성, 정상적인 점액섬모 기능, 및 분비물의 성분과 양에 영향을 주는 것들이 발병과 관련되며 중이염은 부비동염의 원인과 유사한 원인을 가질 뿐이며 중이염이 만성 부비동염의 발생과 관련이 있지는 않다.

43

다음 중 알레르기 비염에 대한 설명 중 맞는 것은?

> 가. 알레르기 비염의 주 증상으로 재채기, 수양성 비루, 비폐색이 있다.
> 나. 통년성 알레르기 비염의 경우 항원이 집먼지진드기인 경우가 많다.
> 다. 진단 방법으로 병력청취, 이학적 검사, 비즙도말검사, RAST 등을 할 수 있다.
> 라. 통년성 알레르기 비염의 경우 비대된 하비갑개의 수술적 요법이 선행되어야 한다.

① 가, 나, 다   ② 가, 다   ③ 나, 라
④ 라   ⑤ 가, 나, 다, 라

44

45세 환자가 수년간의 코 막힘 증상으로 내원하였다. 하비갑개의 비후 소견이 보였으며 피부반응검사상 집먼지진드기 양성 소견을 보였다. 다음 중 이 환자의 치료로 적합한 것은?

> 가. 국소도포 스테로이드 제제
> 나. 내복용 스테로이드 제제
> 다. 내복용 비점막 수축제
> 라. 항히스타민제

① 가, 나, 다   ② 가, 다   ③ 나, 라
④ 라   ⑤ 가, 나, 다, 라

43
정답 ①
해설
▶ 최신임상이비인후과학 P. 140
알레르기 비염의 경우 회피요법 및 약물치료가 우선이며 보존적 치료에 반응하지 않는 경우 수술을 시행할 수 있다.

44
정답 ①
해설
▶ 최신임상이비인후과학 P. 132
집먼지 진드기에 의한 통년성 알레르기 비염에 대한 증례로 코막힘을 주 증상으로 하는 환자다. 항히스타민제는 가려움증, 콧물, 재채기에는 효과적이나 코막힘에는 효과가 없다.

I. 형태와 기능

학습목표

1. 구장에 속하는 중요한 해부학적 구조물의 명칭과 위치를 식별한다.
2. 구강의 생리적 기능을 설명한다.
3. 주 타액선 분비관의 명칭과 개구 위치를 식별한다.
4. 얼굴신경의 분포양상과 5개의 주요 분지를 설명한다.
5. 인두를 3부위로 나누고 그 해부학적 경계를 기술한다.
6. Waldeyer's ring을 형성하는 구성 요소를 열거하고 그 임상적 의의를 설명한다.
7. 연하과정의 구강상, 인두상 및 식도상을 설명한다.

1. 구강

1) 구강에 속하는 중요한 해부학적 구조물의 명칭과 위치를 식별한다.

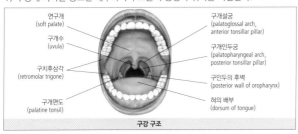

연구개
(soft palate)

구개수
(uvula)

구치후삼각
(retromolar trigone)

구개편도
(palatine tonsil)

구개설궁
(palatoglossal arch,
anterior tonsillar pillar)

구개인두궁
(palatopharyngeal arch,
posterior tonsillar pillar)

구인두의 후벽
(posterior wall of oropharynx)

혀의 배부
(dorsum of tongue)

구강 구조

2. 구강의 기능

1) 구강의 생리적 기능을 설명한다.
- 구강의 중요한 기능으로는 음식물의 저작(mastication)과 타액에 섞여있는 ptyaline, parotine 등의 효소, 호르몬의 작용으로 소화시키며 이렇게 된 음식물을 연하(deglutition)시키는 작용을 한다. 혀의 설유두에 있는 미뢰에서는 맛을 감지한다. 단맛은 혀의 전반부, 쓴맛은 설근부, 신맛은 설측부, 짠맛은 설측부와 혀끝에서 감지된다. 또한 음성기관으로서 구음작용(articulation)에 중요한 역할을 하고 있다.

3. 타액선

1) 주 타액선 분비관의 명칭과 개구 위치를 식별한다.
  (1) 이하선(parotid gland)
  - 성인에서 약 4-6 cm의 길이이며, 협골 아래 1.5 cm에 위치한 천엽 전방에서 기원하여 이주와 상순의 중간부를 연결하는 가상선과 거의 수평을 이루며 저작근 위를 주행하다 저작근의 전방부에 도달하면 관은 내측으로 협근을 관통하여 상악 제 2대구치의 반대편 구강 협부점막의 이하선 유두에 개구한다.(Stenson's duct)
  (2) 악하선(submandibular gland)
  - 길이는 약 5 cm로 주행이 불규칙하고 개구부가 관강보다 좁다. 악하선 심엽의 내측에서 기원하여 이설근 위에 있는 악설골근과 설골설근 사이를 주행하여 구강저의 앞쪽에 있는 설소대 측면의 유두에 개구한다.(Wharton's duct)
  (3) 설하선(sublingual gland)
  - 구강 저부의 주름이나 설하주름을 따라서 구강 내에 개구한다

2) 얼굴신경의 분포양상과 5개의 주요 분지를 설명한다.
- 안면 신경은 내이도를 통과하여 측두골로 들어간다. 슬상 신경절에서 greater superficial petrosal n.을 분지하며 앞쪽으로 주행하여 facial hiatus을 지나 petrous apex에 다다른다. 이 신경은 pterygopalatine ggl.을 거쳐 lacrimal gland에 분비신경섬유를 낸다. 나머지 안면신경은 모두 중이의 상측면을 따라 후방으로 주행한다. 외반규관에서 하부로 내려와 stylomastoid foramen으로 주행한다. 고삭신경은 안면신경의 수직부으로부터 나와

중이를 가로질러 petrotympanic fissure을 통하여 주행한다. 운동섬유는 등골근과 안면 표정근, 이복근 후배부와 stylohyoid m을 지배한다. Stylomatoid foramen을 나온 안면 신경은 5개의 분지로 나누어져 얼굴근육에 분포한다.

① temporal br.

② zygomatic br.

③ buccal br.

④ marginal mandibular br.

⑤ cervical br.

4. 인두

1) 인두를 3부위로 나누고 그 해부학적 경계를 기술한다.

   (1) 상인두 : 연구개의 상부, 후비공의 후방부위를 상인두 또는 비인두라고 한다.

   (2) 중인두 : 구강에 일치되는 부분으로 설골이 하부의 경계를 이룬다.

   (3) 하인두 : 인두의 최하부로 설근으로부터 윤상연골 하연의 식도 입구까지를 차지한다.

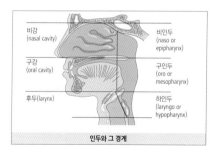

비강 (nasal cavity)	비인두 (naso or epipharynx)
구강 (oral cavity)	구인두 (oro or mesopharynx)
후두 (larynx)	하인두 (laryngo or hypopharynx)

인두와 그 경계

2) Waldeyer's ring을 형성하는 구성 요소를 열거하고 그 임상적 의의를 설명한다.

   (1) Waldeyer's ring의 구성 요소 : 구개편도, 설편도, 인두편도의 연결선

   (2) 임상적 의의 : 림프구의 집합체로서 다수의 여포를 가지고 있어서 이곳에서 림프구를 생성하며 감염방어기능을 가지고 있어서 항체 생성에 관여한다.

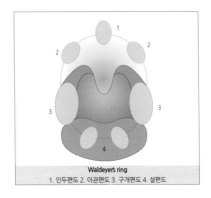

Waldeyer's ring

1. 인두편도 2. 이관편도 3. 구개편도 4. 설편도

5. 인두의 기능

1) 연하과정의 구강상, 인두상 및 식도상을 설명한다.

(1) 구강준비기(제1기)
- 입에서 음식물을 씹어 덩어리 크기를 작게하는 과정

(2) 구강기(제2기)
- 구강에서 인두로 음식물을 운반하는 수의 운동의 과정으로 혀의 전반부가 음식물을 경구개쪽으로 압박하고 인두쪽으로 미는 과정

(3) 인두기(제3기)
- 음식물이 인두점막을 자극하여 반사적으로 일어나는 불수의운동으로 음식물이 인두에서 식도로 향하는 과정이고 초기에는 혀가 음식물을 연구개쪽으로 밀면 연구개가 후상부로 거상되고 구개인두근과 구개설근이 긴장하는 동시에 인두수축근이 수축하여 인두후벽과 연구개가 밀착하여 비인강을 폐쇄한다.

(4) 식도기(제4기)
- 식도 속에서의 연하운동으로 식도에서 위로 들어가는 과정이고, 후두구(laryngeal inlet)의 폐쇄가 이루어지는데 이는 인두가 설골과 동시에 전상방으로 올라가 설근부의 후방으로 향하고 동시에 혀는 경돌설근의 수축에 의하여 후방으로 당겨지고 후두개를 압박하여 후두개가 후두구를 막게 된다.

Question

01

편도에 대해 바르게 설명한 것은 어느 것인가?

> 가. 인두의 림프조직이 집합한 것이다.
> 나. 항체를 생산하여 면역을 획득시킨다.
> 다. 인두편도는 사춘기까지 퇴화한다.
> 라. 구조적으로는 림프절과 같다.

① 가, 나, 다
② 가, 다
③ 나, 라
④ 라
⑤ 가, 나, 다, 라

01
정답 ①
해설
• 절외성 림프조직으로 림프절과 달리 수출림프관만 가지며, 수입림프관은 가지지 않는다. 편도는 면역기관으로 항체생산능력이 있다. 인두편도는 5~6세가 가장 크고 그 후에는 생리적으로 퇴축된다. 편도는 면역기능을 가지는 생리적 염증기관이다.

02

오연의 원인이 되는 것은 어느 것인가?

① 편도주위농양
② 후두암 T2
③ 하인두암 T2
④ 후두거상장해
⑤ 식도 아카라시아

02
정답 ④
해설
• 후두거상장해는 질환명은 아니지만 인두기에서의 연하를 심하게 장해한다.

03

비폐색이 심하며 입을 반쯤 벌리고 숨을 쉬어 우둔한 인상을 주고 중이염, 부비동염, 상기도염에 잘 걸리는 8세 소아의 부비동 측면 방사선 사진이다. 다음 중 가장 알맞은 진단은?

① 비인강 혈관섬유종
② 인두편도증식증
③ 후비공비용
④ 만성비후성비염
⑤ 인후농양

03
정답 ②
해설
▶ 최신임상이비인후과학 p. 188

II. 구강 및 인두의 질환

1. 순열(Cleft lip)과 구개열(Cleft palate)의 수술시기를 선택한다.
2. 설소대 단축증으로 초래되는 장애를 설명한다.
3. 구강에 발생하는 궤양성질환을 열거한다.
4. 아프타 구내염의 임상 소견 및 치료를 설명한다.
5. 구강 내 전암성병변(premalignant lesion)을 열거한다.
6. 다른 타액선에 비하여, 특히 악하선에 타석이 많이 발생하는 이유를 3가지 이상 열거한다.
7. 타액선의 양성과 악성 종양 중 발생위치에 따라 가장 빈도가 높은 것을 열거한다.
8. 인두통의 원인을 열거한다.
9. 급성편도염의 가장 흔한 원인균을 말하고 치료 원칙을 기술한다.
10. 편도주위농양(Peritonsillar abscess)에 대하여 설명한다.
11. 상기도염의 정의를 내리고, 그 원인을 열거한다.
12. 아데노이드 비대증의 증상과 진단을 설명한다.
13. 구개 및 인두편도 절제술의 적응증을 열거한다.
14. 편도 병소 감염으로 유발될 수 있는 질환을 3가지 이상 열거한다.
15. 구강암의 원인적 요소들을 열거한다.
16. 설암의 호발 부위를 설명한다.
17. 인후두역류증의 흔한 증상과 진단방법을 기술한다.
18. 인후두역류증의 치료를 설명한다.

1) 순열(Cleft lip)과 구개열(Cleft palate)의 수술시기를 선택한다.
- 구순열은 생후 3개월이 수술적기이고 구개열은 2-3세가 적기로 언어습득 이전에 수술하는 것이 좋다.

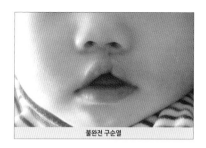

불완전 구순열

2) 설소대 단축증으로 초래되는 장애를 설명한다.

- 설소대 단축증을 가진 환아는 포유, 식사에는 지장이 없다. 혀의 운동장애가 있어서 1세 이후 언어 습득과정에서 "라"행 구음장애가 온다. 하악유절치가 난 후에도 포유를 계속하면 설소대 부위에 궤양이 생기며 이를 Riga-Fede병이라 한다.

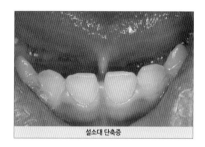

설소대 단축증

3) 구강에 발생하는 궤양성질환을 열거한다.
(1) 아프타성 점막 궤양 : 재발성 아프타성 구내염, Behcet 증후군
(2) 수포성 궤양 : 천포창, 유천포창, 급성 포진성 구내염, 단순포진, 대상포진, 수족구병
(3) 미란성 궤양 : 다형홍반, 방사선 구내염
(4) 외상성 궤양 : Riga-Fede병, 욕창성 궤양, 외상
(5) 암종성 궤양 : 상피 세포암, 상마귀양 상피암

(6) 기타 궤양성 병변 : 구강 결핵, 구강 매독

4) 아프타 구내염의 임상 소견 및 치료를 설명한다.

(1) 아프타 구내염의 임상 소견

① 한 개 또는 여러 개의 2-10 mm의 원형, 난원형 궤양이 골을 덮지 않는 non-keratinizing 점막부위에 생기며 이는 대개 10-14일 후 반흔없이 치유된다.

② 약 10%의 환자에서는 보다 큰 괴사성 궤양(1-2 cm)이 입술, 협부점막, 혀, 연구개, 전구개궁 등에 생기는데 이는 치유과정에서 반흔을 생성한다.

(2) 치료

① 구강을 청결히 한다.

② tetracycline 용액 세척이나 도포가 권장되기도 한다.

③ Lidocaine 가글이 도움이 된다.

④ 궤양에 2%, 4%, 또는 10% 질산은 용액을 도포하여 소작하기도 한다.

⑤ 아주 심한 경우에는 국소적 또는 전신적으로 부신피질 hormone을 사용한다.

⑥ 과로를 피해야 하고, 휴식을 취하고 전신의 저항력을 증강시킨다.

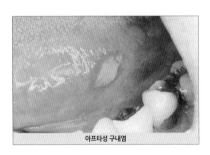

아프타성 구내염

5) 구강내 전암성병변(premalignant lesion)을 열거한다.

- 적색반(erythroplakia), 백반증(leeukoplakia), 편평태선(lichen planus), 설하 각화증(sublingual keratosis), 구강점막하 섬유증

6) 다른 타액선에 비하여, 특히 악하선에 타석이 많이 발생하는 이유를 3가지 이
  상 열거한다.

① 타액의 조성과 연관 : 악하선의 타액이 보다 알칼리이고 점도가 높으며 칼슘염, 인산염
  의 농도가 높기 때문

② 악하선관(Wharton's duct)의 형태도 연관 : 악설골근 주위로 각이 져 있고, 원위부가 수
  직 형태이기 때문

③ 악하선의 타석은 일차로 타액의 정체와 타액선관의 염증이 생기고 이로 인해 역행성
  세균감염이 발생하고, 이하선의 타석은 이하선 자체의 만성염증으로 인해 생긴다.

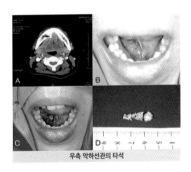

우측 악하선관의 타석

7) 타액선의 양성과 악성 종양 중 발생위치에 따라 가장 빈도가 높은 것을 열거한다.

- 타액선 종양은 모든 두경부 종양의 1% 정도이며, 타액선 종양의 85%는 이하선에서
  발생하고, 이하선 종양의 80%, 악하선 종양의 50-60%, 소타액선 종양의 약 25%가 양
  성종양이다.

- 혼합종양(pleomorphic adenoma, mixed tumor)은 타액선의 가장 흔한 양성종양이며 이
  하선에서 가장 잘 발생한다. 이하선 종양의 약 70%를 차지하며 악하선 종양의 약 40%
  가 혼합종양이다. 악성 변화의 위험성은 유병기간에 따라 증가하며 3-15%에서 발생
  하는 것으로 보고되고 있다. 와르틴종양(Warthin's tumor)은 두 번째로 흔한 양성종양
  으로 대부분이 이하선의 꼬리 부위에 발생한다. 남자에서 호발한다는 보고가 있고, 양
  측성으로 발생한다는 것이 특징이며, 흡연과 관계가 있다고 알려져 있다.

- 타액선의 악성종양은 점액표피양암종(mucoepidermoid carcinoma)과 선양낭성암

종(adenoid cystic carcinoma)이 가장 흔한 조직학적 형태로, 병의 예후 결정에 이러한 조직학적 형태가 매우 중요한 요소로 작용한다. 점액표피양암종은 예후가 비교적 좋은 저도의 암종(low grade carcinoma)과 비교적 좋지 않은 고도의 암종(high grade carcinoma)으로 구분되며 가장 흔한 종류이다. 선양낭성암종은 신경조직을 따라 전파되며 신경마지나 동통이 초기 증상인 경우가 흔하다. 원발종양을 절제한 수년 후에도 폐 등에서의 원격전이가 일어날 수 있는 것이 특징으로 치료 결과는 보통 10년 생존율로 판단한다.

8) 인두통의 원인을 열거한다.

- 구강 또는 인두질환으로 생기는 통증은, 음 식물을 삼킬 때 나타나는 연하통, 귀로 통증이 전달되는 방사통의 통증이 있다. 인두통을 일으키는 대표적인 질환들으로는
    ① 급성편도염
    ② 급성인두염
    ③ 인두부위의 봉와직염, 결핵, 매독
    ④ 인두부위의 열상 및 부식상, 이물

9) 급성편도염의 가장 흔한 원인균을 말하고 치료 원칙을 기술한다.

(1) 원인균 : β-Hemolytic streptococcus, Staphylococcus aureus, Pneumococcus

(2) 치료 : 일반적 치료로는 안정과 충분한 수분섭취와 가벼운 음식을 취하게 하고 아스핀린, 코데인 등을 투여하여 통증을 덜어주는 것, 가글 등의 방법이 사용된다. 세균성 편도염의 경우에는 항생제를 사용하기도 한다

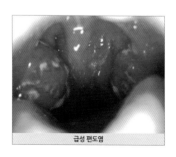

급성 편도염

10) 편도주위농양(Peritonsillar abscess)에 대하여 설명한다.

- 편도의 화농성감염으로 인해 편도주위조직에 농이 국소적으로 축적된 것.

(1) 증상

① 심한 인후통과 동측의 이통, 지속되는 발열 및 오한, 위약감, 오심

② 연하곤란, 구취, 개구장애(trismus), hot potato voice, muffled voice

(2) 소견 : 뚜렷한 충혈, 염증부위의 편도조직 종창, 목젖이 반대편으로 치우침

(3) 치료 : 내과적인 치료만으로 초기 농양이 해결되기도 하나 대개 외과적 배농 필요

① 적절한 수분공급 및 항생제 정맥투여

② needle aspiration

③ 절개 및 배농(incision & drainage)

④ interval tonsillectomy(절개배농 후 4-12주 후)

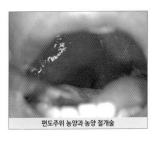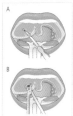

편도주위 농양과 농양 절개술

11) 상기도염의 정의를 내리고, 그 원인을 열거한다.

- 보통 감기라고 불리우는 것은 '상기도염'을 말하는데 이외에 '급성 인두염', '인플루엔자(독감)', '후두염' 등이 포함된다. 감기의 원인은 거의 모든 경우가 바이러스에 의한 것이고 이차적으로 세균감염이 합병될 수 있다. 여러 종류의 호흡기 바이러스가 원인이 되며 '리노바이러스'가 대표적이다. 인플루엔자(독감)는 A형 및 B형 인플루엔자 바이러스에 의해 일어난다.

12) 아데노이드 비대증의 증상과 진단을 설명한다.

　(1) 임상 증상

　　　① 비폐색, 코골이, 구호흡(open mouth breathing)

　　　② 점액성 비루

　　　③ 아데노이드 얼굴(adenoid face)

　　　④ 비궁(nasal arch)이 넓고 편평해지며 코입술주름(nasolabial furrow)이 소실

　　　⑤ 음성변화, 빈번한 비출혈

　(2) 진단

- 진단은 작은 인두경으로 주의 깊게 관찰하면 아데노이드의 비대를 알 수 있고, 필요하면 두개 측면 방사선 사진으로 비대를 확인할 수 있다. 또는 굴절성 비강내시경을 이용하여 아데노이드의 비대 정도를 확인할 수 있다.

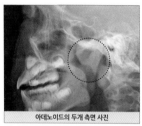

아데노이드의 두개 측면 사진

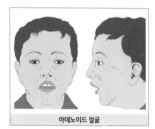

아데노이드 얼굴

13) 구개 및 인두편도 절제술의 적응증을 열거한다.

편도 및 아데노이드 절제술의 적응증

- 재발성 삼출성 중이염과 동반된 아데노이드 비대증
- 비강기도의 폐색
- 수면무호흡증을 일으킬 때
- 재발성 편도염(1년에 3~4회)
- 편도비대로 인한 치아부정교합, 안면발달 장애
- 편도주위농양 등 합병증이 동반될 때
- 편도 악성종양이 의심될 때

14) 편도 병소 감염으로 유발될 수 있는 질환을 3가지 이상 열거한다.

① 수장족저 농포증(palmoplantar pustulosis)

② IgA nephropathy

③ 흉늑쇄골과골증(sternocostoclavicular hyperostosis)

15) 구강암의 원인적 요소들을 열거한다.

- 원인 인자로는 흡연, 씹는 담배, 후추, 음주 등을 들 수 있다. Plummer-Vinson 증후군은 하인두암과 함께 설암의 발병률을 높인다. 기타 원인들로는 불량한 구강위생, 의치나 치아로 인한 기계적 자극, 인체유두종 바이러스(human papilloma virus), 매독, 편평태선과 구강의 점막하 섬유화증 등이 있다. 태양광선의 노출은 하구순암(lower lip cancer)의 발생과 연관이 있다.

16) 설암의 호발 부위를 설명한다.

▶ 설암(Tongue cancer)

(1) 원인, 병리

- 충치로 인한 혀의 지속적인 기계적 자극이 원인이 되는 일이 많다. 드물게는 욕창성 궤양, 백반증(leukoplakia, 또는 lichen planus), 유두종에서 암종으로 이행하는 일도 있다. 거의 편평세포암이며 호발부위는 설연(lateral part of the tongue)이 가장 흔하고 다음이 설하면에 많다. 혀에는 림프관이 풍부하며 움직임이 많기 때문에 림프절 전이가 쉽게 일어난다. 외형상 표면침윤성, 심부궤양성 및 외장성(exophytic)으로 나뉜다.

(2) 증상

- 혀에 결절 및 궤양이 생겨 통증이 심하며 혀의 운동장애와 식사 및 언어장애가 생기고, 구취가 있다. 암이 진행되면 혀의 운동장애가 심해지며 경부림프절 종대를 초래한다. 매독, 결핵, 백반증, 압박성 궤양 등과 감별해야 한다. 특히 구강의 전암질환(precancerous lesions)인 백반증, erythroplakia, submucous fibrosis는 조기에 발견하여 제거해야 한다.

(3) 치료

- 설암은 비교적 조기에 경부림프절 전이가 발생하며, 발견하면 빨리 치료를 시작해야 한다. 잘 맞지 않는 의치로 혀가 자주 상하거나, 설연에 궤양이 보이면 즉시 진찰을 받아야 한다. 치료는 외과적 수술과 방사선 치료가 있다.

- 수술은 대부분의 경우 반설측절제술(hemiglossectomy)이 기본술식이며 예방적 경부청소술을 시행하면 재발률이 낮아진다. 진행된 암의 겨우 하악의 일부를 포함한 광범위절제술과 경부청소술을 시행한다(Commando술: Combined operation of the mouth and mandible and neck dissection). 방사선치료는 외부조사 및 자입치료가 사용된다. 혀의 기능을 중시해야 하는 1, 2기의 환자에서 선택적으로 실시한다. 최근에는 항암제와 방사선치료를 병용함으로써 기능을 보존하면서도 수술과 견줄만한 치료성과를 올리고 있다.

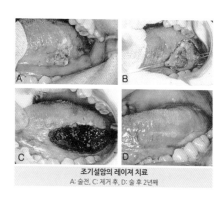

조기설암의 레이져 치료
A: 술전, C: 제거 후, D: 술 후 2년째

17) 인후두역류증의 흔한 증상과 진단방법을 기술한다.

(1) 인후두역류증의 증상

① 가슴쓰림과 신트림(특징적인 증상)

② 인두 이물감(globus sensation)

③ 원인을 모르는 애성(hoarseness)

④ 만성 헛기침(chronic throat clearing)

⑤ 인두통(sore throat), 연하곤란(dysphagia)

(2) 인후두역류증의 진단

① 후두경 검사

② 위내시경검사와 위식도조영술

③ 이중 탐침 24시간 위산역류검사

18) 인후두역류증의 치료를 설명한다.

▶ 인후두위산 역류증의 단계별 치료

- 모든 환자에게 식이요법과 생활 습관의 개선이 중요하다는 것을 인식시켜야 한다. 증상이 경한 경우는 액체 제산제 등으로 조절할 수 있으나, 중등도 이상의 증상을 가진 환자에서는 위산 분비를 줄여줄 수 있는 H2 수용체차단체 혹은 PPI제제를 사용하고, 위장운동을 촉진하며 위 안에 음식물이 머무는 시간을 줄이고 하부식도괄약근을 활성화하는 것으로 알려진 위장관운동촉진제(prokinetic drug)를 함께 사용하는 것이 추천되고 있다. 아주 심한 환자에 대해서는 하부식도괄약근을 강화할 수 있는 위저부추벽성형술을 시행할 수도 있다.

Question

01

구강 내 병변의 원인으로 옳은 바이러스는 어느 것인가?

> 가. 결막염과 인두염 ····················· 콕사키바이러스
> 나. 구치에 대응하는 협점막의 홍훈을 수반한 백반 ····· 홍역바이러스
> 다. 연구개의 아프타와 인두염 ··········· 아데노바이러스
> 라. 구강 앞부분의 구내염과 치육염 ········· 단순헤르페스바이러스

① 가, 나, 다   ② 가, 다   ③ 나, 라

④ 라   ⑤ 가, 나, 다, 라

01
정답 ③
해설
- 최신임상이비인후과학 P. 184~185
- 결막염과 인두염을 일으키는 바이러스는 아데노바이러스(adenovirus)이다.
- 콕사키바이러스(Coxsackie virus) 71형은 수족구병을 일으킨다.
- 아데노바이러스는 인두결막염(푸르열)을 일으킨다.

02

병변이 구강점막에도 호발하는 것은 어느 것인가?

> 가. 편평태선
> 나. 수두
> 다. 매독
> 라. 황색종증

① 가, 나, 다   ② 가, 다   ③ 나, 라

④ 라   ⑤ 가, 나, 다, 라

02
정답 ①
해설
- 최신임상이비인후과학 P. 184
- 편평태선은 원래 피부질환이며, 50~60%가 구강점막의 대구치와 접한 곳에서 백반선조가 보인다.
- 구강점막에 아프타성 구내염을 만든다. 홍반·미란이 수반된다.
- 인두매독으로 궤양 등을 형성한다.

03

27세 남성. 입술 부위의 통증 때문에 병원에 왔다. 몇 년 전부터 구강 내에 통증을 수반한 작은 병변이 생겼다가 5~6일이면 자연히 없어지며, 이런 일이 1년에도 몇 번씩 있다고 한다. 몸의 다른 곳에는 이상이 없다. 체온 36.2℃, 혈액소견 : 적혈구 402만, Hb 11.0 g/dℓ, 백혈구 4,600. CRP 0.1 mg/dℓ. 다음은 이 환자의 입술 부위를 나타낸 사진이다. 이 환자에게 고려되는 질환은 어느 것인가?

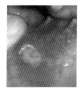

① 아프타성 구내염
② 아구창
③ 백반<판>증
④ 천포창
⑤ 구순암

03
정답 ①
해설
▶ 최신임상이비인후과학 P. 184
경계가 명료하며 주위에 홍반을 수반한 동근 형태의 직경 몇 mm 정도의 궤양을 말한다.

04

50세 남성. 2개월 전부터 왼쪽 혀 가장자리에 통증이 있어 병원에 왔다. 왼쪽 혀 가장자리의 중앙부에 회백색태가 낀 불규칙하고 얇은 궤양이 있다. 이것으로 고려되는 질환은 어느 것인가?

> 가. 칸디다증
> 나. 암
> 다. 베체트씨(Behcet)병
> 라. 카타르성 설염

① 가, 나, 다
② 가, 다
③ 나, 라
④ 라
⑤ 가, 나, 다, 라

04
정답 ①
해설
카타르성 설염은 충치, 치육루 등 구강을 불결하게 하는 조건이나 전신질환에 의해 단순성 구내염일 때 일어나며 혀 점막의 발적이나 설유두의 종창, 설태 등을 보이고 작열감, 입냄새, 설통 등의 증상을 초래한다. 궤양을 형성하는 경우는 없다.

05

관계있는 것끼리 짝지은 것은 어느 것인가?

> 가. 이하선 ·· 미각성 발한
> 나. 소타액선 ·· Sjogren 증후군
> 다. 구내지선 ·· Fordyce 상태
> 라. 악하선 ·· 설인신경 지배

① 가, 나, 다   ② 가, 다   ③ 나, 라

④ 라   ⑤ 가, 나, 다, 라

06

45세 여성. 오른쪽 턱 하부에 종창이 생겨 병원에 왔다. 6개월 전부터 식사를 할 때 오른쪽 턱 하부의 종창과 가벼운 통증이 있었으나 몇 시간 지나면 없어지곤 했다. 식사 때말고는 별로 증상이 없었다. 2주 전부터 오른쪽 턱 하부의 종창이 없어지지 않는다. 경부림프절의 종창은 보이지 않으나 오른쪽 구강저에서 경결이 만져진다. 혈액소견 : 적혈구 412만, Hb 12.3 g/dℓ, 백혈구 8,600. 면역학소견 : CRP 1.8 mg/dℓ, 항핵항체 (-), 항 SS-A 항체(-), 항 SS-B항체(-). 다음은 이환자의 구강저 CT사진이다. 이것으로 고려되는 질환은 어느 것인가?

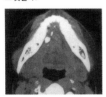

① 타석증   ② Sjogren 증후군

③ 악하선 양성종양   ④ 악하선암

⑤ 림프관종

05

정답 ①

해설

▶ 최신임상이비인후과학 P. 194

- 이하선 종양수술의 합병증 중 하나로 Frey 증후군이 있으며 식사 시 발한한다.
- 악하선은 고삭신경이 지배한다.
- Sjogren(셰글렌) 증후군을 진단하는데 소타액선 생검이 유용하다.
- Fordyce 상태란 생리적 으로 무해하며 협점막후구각부에 지선이 있고 황색점 들이 모인 상태를 말한다.

06

정답 ①

해설

▶ 최신임상이비인후과학 P. 195

구강저에 3개, 석회화된 것처럼 보이는 음영이 있다. 오른쪽 왈튼관(악하선관) 내 타석의 소견이다.

07

타석증에 대한 설명으로 옳은 것은 어느 것인가?

> 가. 주성분은 인산석회이다.
>
> 나. 식사 시 동통을 수반하기도 한다.
>
> 다. 타액선에 화농성 염증이 합병되기 쉽다.
>
> 라. 이하선에 많이 발생한다.

① 가, 나, 다   ② 가, 다   ③ 나, 라

④ 라   ⑤ 가, 나, 다, 라

07

정답 ①

해설

▶ 최신임상이비인후과학 P. 195

• 타석증

  악하선 > 이하선 > 설하선 순으로 많다.

  식사 시 타액분비 증가에 의해 동통이 생긴다.

08

70세 남성. 20년 전에 왼쪽 이개 하부에 엄지손가락 크기의 종류가 났는데 그냥 방치하였다. 이 종류가 점차 커지더니 6개월 전부터는 열도 나고 동통이 생겼다. 2개월 전부터 왼쪽 눈꺼풀이 완전히 감기지 않게 되었다. 다음은 이 환자의 왼쪽 안면 사진을 나타낸 것이다. 이 환자의 진단명은 어느 것인가?

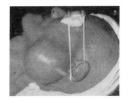

① 만성 이하선염

② 악성 림프종

③ 악성 혼합종양

④ 에나멜상피

⑤ Warthin 종양

08

정답 ③

해설

▶ 최신임상이비인후과학 P. 195

• 장기간 경과되던 중 악성으로 변한 것은 이하혼합종양에서 볼 수 있는 특징이다.

• 안면신경마비가 있는 것으로 보아 암 등의 악성질환이 고려된다.

09

이하선 질환에서 안면신경마비를 일으키는 것은 어느 것인가?

① 타석증
② 유행성 이하선염
③ 화농성 이하선염
④ 선림프종 (Warthin 종양)
⑤ 악성종양

09

정답 ⑤

해설

▶ 최신임상이비인후과학 P. 197

악성종양(선암, 선양낭포암, 편평상피암)이 이하선 내를 주행하는 안면신경에 침윤하면 안면신경마비가 일어난다.

10

이하선종양 수술로 일어날 수 있는 합병증은 어느 것인가?

가. 교합부전	나. 타액루
다. 안구돌출	라. 안면신경마비

① 가, 나, 다
② 가, 다
③ 나, 라
④ 라
⑤ 가, 나, 다, 라

10

정답 ③

해설

▶ 최신임상이비인후과학 P. 198

• 타액루는 스텐슨관에 장해가 생겼을 때 발생한다.
• 안면신경마비가 가장 문제되는 합병증이다.

11

턱밑샘(submandibular gland)의 양성 종양으로 턱밑샘 절제술을 시행할 때 손상되기 쉬운 신경은?

가. 혀신경(lingual nerve)
나. 혀밑 신경(hypoglossal nerve)
다. 얼굴신경의 아래턱 분지(mandibular branch of facial nerve)
라. 혀인두신경(glossopharyngeal nerve)

① 가, 나, 다
② 가, 다
③ 나, 라
④ 라
⑤ 가, 나, 다, 라

11

정답 ①

해설

▶ 최신임상이비인후과학 P. 197

턱밑샘 또는 악하선 절제 시 주의할 점

• 피부절개을 턱 뼈의 변연부에서 두 손가락 혹은 약 4 cm 아래쪽으로 하여 mandibular br. of facial n.가 손상되지 않도록 한다.
• 악하선의 bed쪽을 박리할 때 hypoglossal n.와 ligual n.를 손상되지 않게 한다.
• anterior facial vein은 악하선의 표면으로 지나가고 artery는 악하선을 통과한다
• 피부로 부터 해부학적 관계는 skin, plastysma m., thin fascia, mandibular n., vessels, capsule of gland의 순서이다.

12

65세 남성. 오른쪽 악하선암 때문에 종양적출술과 경부곽청술을 받았었다. 다음은 이 환자의 술후 6개월 경과 시의 혀를 찍은 사진이다. 가벼운 구음장해와 연하장해를 보이지만 다른 신체소견에는 이상이 없다. 장해부위는 어느 곳인가?

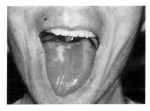

① 설신경　　　　　② 설인신경　　　　　③ 설하신경

④ 경신경총　　　　⑤ 성상신경절

12

정답 ③

해설

▶ 최신임상이비인후과학 P. 198

설하신경은 후두골 설하신경관을 통과하여 두개강을 나와 교감신경인 상경신경절, 미주신경인 하신경절 및 제1, 2경신경과 교통하면서 설근에 분포한다. 한편 악하선은 설하신경과 매우 가까운 곳을 지나기 때문에 수술에 의한 신경손상 또는 종양세포가 신경에 침윤된 것으로 고려된다.

13

타액선의 혼합종양에 대한 설명으로 옳은 것은 어느 것인가?

> 가. 타액선 종양 중에서는 암에 이어서 많다.
> 나. 악하선에 호발한다.
> 다. 치료에는 방사선요법이 유효하다.
> 라. 조직학적으로는 다형성선종이다.

① 가, 나, 다　　　　② 가, 다　　　　③ 나, 라

④ 라　　　　⑤ 가, 나, 다, 라

13

정답 ④

해설

▶ 최신임상이비인후과학 P. 197

*타액선 종양

1 발생빈도는 ① 이하선 ② 악하선 ③ 설하선 순이다.

2 남성은 편평상피암, Warthin 종양이 많다.

3 상피성 종양이 많다.

4 양성인 경우는 혼합종양(다형타액선종양)이 대부분이며 이하선에 많다.

14

이하선 종양 수술 중 신경 손상에 대한 설명이다. 알맞은 것을 고르
시오.

> 가. 안면 신경은 stylomastoid foramen에서 나온다.
> 나. 대이개 신경이 손상되면 귀전 동통 무감각이 발생할 수 있다.
> 다. 손상받기 쉬운 신경은 안면신경 볼신경분지다.
> 라. 식사 시 귀전방에 땀이 나는 것이 이개 측두신경이 재생되기 때문
> 이다.

① 가, 나, 다   ② 가, 다   ③ 나, 라
④ 라   ⑤ 가, 나, 다, 라

14
정답 ①
해설
▶ 최신임상이비인후과학 P. 197
다. 가장 손상받기 쉬운 신경은 marginal
mandibular branch

* Frey's syndrome(Gustatory sweating)
• 수술부위의 피부에서 음식의 냄새나 맛
에 대해 발적과 땀이 나는 현상
• 술후 약 50%에서 발생하며, 수술 후
3~9개월에 호발
• 발생기전 : auriculotemporal nerve
의 분지가 손상된 후 sweat, & sallvary
nerve fiber간에 교차재생이 일어나기
때문
• 증상이 경미한 경우에는 특별한 치료가
필요치 않다.

15

32세 여자환자의 좌측 이하선 선종의 수술 중 사진이다. 화살표가
가리키는 신경은?

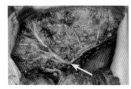

① 큰귀바퀴신경   ② 미주신경   ③ 얼굴신경
④ 혀밑신경   ⑤ 속귀신경

15
정답 ③
해설
▶ 최신임상이비인후과학 P. 197

16

편도를 병소로 하는 병소감염에 대해 설명한 것 중 옳은 것은 어느 것인가?

> 가. 구개편도를 병소로 하는 경우가 많다.
> 나. Paul-Bunnel시험에서 진단 단서를 얻는다.
> 다. 편도적출술이 적응된다.
> 라. 진단을 확정하는 데에는 유발시험이 필수이다.

① 가, 나, 다   ② 가, 다   ③ 나, 라

④ 라   ⑤ 가, 나, 다, 라

16
정답 ②
해설
▶ 최신임상이비인후과학 P. 186
• Paul-Bunnel 시험은 전염성 단핵구증에만 유효하다.
• 유발시험에서 양성이더라도 확정할 수 없는 경우가 있다.

17

32세 남성. 4일 전부터 인두통과 발열이 있었지만 방치하였다. 어제부터는 고열이 나고 연하곤란과 개구장해가 있을 정도로 심해져서 병원에 왔다.

> 혈액소견: 적혈구 480만, Hb 13.0 g/dℓ, 백혈구 13,600, 혈청생화학소견: AST 30단위, ALT 28단위, CRP 13.6 mg/dℓ.

다음은 이 환자의 인두를 찍은 사진이다. 가장 고려되는 것은 어느 것인가?

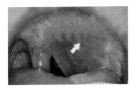

① 급성 인두염   ② 선와성 편도염   ③ 편도주위농양

④ 급성 후두개염   ⑤ 전염성 단핵구증

17
정답 ③
해설
▶ 최신임상이비인후과학 P. 187
구개수의 편위를 수반한 연구개의 발적 및 심한 종창을 볼 수 있다.

18

22세 여성이 열이 나고 음식을 먹기 힘들어져 병원에 왔다. 5일 전부터 인두통과 39.0℃까지 열이 올랐으며 근처 병원에서 처방받은 항균약과 해열진통제를 먹었다. 구개수는 오른쪽으로 편위되어 있고 좌연구개에서 전구개궁까지 발적과 종창이 심하다. 이것으로 내릴 수 있는 진단은 어느 것인가?

① 편도비대증   ② 전염성 단핵구증   ③ 편도주위농양

④ 중인두암   ⑤ 악성림프종

18

정답 ③

해설

▶ 최신임상이비인후과학 P. 187

발열, 인두통, 구개수의 오른쪽 편위 좌연구개에 종창이 있다는 점에서 농양이 생겼음을 예상할 수 있다.

19

편도주위농양에 대한 설명으로 잘못된 것은 어느 것인가?

① 편도피막과 인두수축근 사이에 생긴다.

② 동통이 심하고 개구장애를 수반하는 경우가 많다.

③ 한쪽 구개궁이 심하게 팽창되어 있다.

④ 그대로 방치하면 부인두간극의 농양을 병발한다.

⑤ 치료는 편도적출술이 가장 먼저 선택된다.

19

정답 ⑤

해설

▶ 최신임상이비인후과학 P. 187

치료는 항균약 치료와 절개배농이 우선이며, 소염 후 수술(편도적출술)이 시행되는 것이 일반적이다.

20

37세 된 남자가 수일간의 고열 및 연하동통 때문에 병원에 왔다. 수차례의 편도선염을 앓은 적이 있으며, 입을 벌리기가 힘들다. 우측 편도의 비대 및 발적 소견이 관찰되었고, 목젖(uvula)의 좌측으로 밀린 소견을 보였다. 가장 적절한 조치는?

① 진단 목적으로 CT를 하는 것이 좋다.

② 적절한 수액 공급 및 항생제 투여 후 관찰한다.

③ 우측 편도 주위를 절개 배농한다.

④ 즉시 편도절제술을 한다.

⑤ 증상이 호전되면 편도절제술을 할 필요가 없다.

20

정답 ③

해설

▶ 최신임상이비인후과학 P. 187

Trismus(개구장애) & 편도의 비대 및 발적, uvular shift

→ 편도주위농양으로 내과적 치료만으로 해결되지 않으므로 반드시 절개 배농이 이루어져야 한다.

* 편도주위농양(Penitonsillar abcess)의 치료
· 적절한 수분공급 및 항생제 정맥투여
· Needle aspiration
· 절개 및 배농(choice)
· Interval tonsillectomy(절개배농 후 4~12주 후)

21

58세 남자 환자가 4일 전부터 고열과 인두통이 있었다. 하루 전부터는 통증 때문에 음식물을 삼킬 수 없었고, 목 양측 부위에 부종과 발적이 동반되었다. 목 전산화단층사진이다(그림 : abscess). 적절한 치료는?

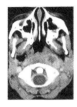

> 가. 항생제 투여
> 나. 방사선 치료
> 다. 절개 및 배농
> 라. 부신겉질 스테로이드 투여

① 가, 나, 다 　　　② 가, 다 　　　③ 나, 라

④ 라 　　　⑤ 가, 나, 다, 라

21
정답 ②
해설
▶ 최신임상이비인후과학 P. 187
심한 인두통과 연하곤란, 편도의 발적과 부종 및 CT 소견상 편도주위의 농양
→ 편도주위농양, 치료는 적절한 항생제 투여 및 절개 배농이 필요

22

이관협착증의 원인이 될 수 있는 것은 어느 것인가?

> 가. 설편도비대
> 나. 급성 비염
> 다. 인두각화증
> 라. 아데노이드

① 가, 나, 다 　　　② 가, 다 　　　③ 나, 라

④ 라 　　　⑤ 가, 나, 다, 라

22
정답 ③
해설
▶ 최신임상이비인후과학 P. 60
이관기능부전에 의해 전음성 난청, 이폐색감, 자성강음을 일으키는 질환으로, 삼출성 중이염이 자주 합병된다. 원인으로는 인두염, 부비강염 같은 염증이 이관으로 파급되거나 아데노이드, 인두종양에 의한 이관의 기계적 폐색에 의한 경우가 많다.

23

만성중이염을 앓고 있는 7세 남아가 지속적인 비염과 구강호흡으로 내원하였다. 밤에 코를 골며 발작적으로 기침을 하기도 한다. 치료 중 가장 옳은 것은?

① 진해제　　　② 항히스타민제　　　③ 항생제
④ 기관지확장제　　　⑤ 아데노이드 절제

24

편도절제술의 적응증이 아닌 것은?

① 종양 감별　　　② 만성 paranasal sinusitis
③ 편도주위 고름집　　　④ 심한 수면무호흡
⑤ 폐색으로 인한 호흡곤란 및 연하곤란

23

정답 ⑤

해설

▶ 최신임상이비인후과학 P. 188

환아는 아데노이드 비대로 인한 비폐색으로 구강호흡, 코골이 등의 증세 보이고 이관폐쇄로 인해 만성 중이염을 앓고 있다고 생각할 수 있다. 이는 모두 아데노이드 절제술의 적응증에 해당한다.

편도 및 아데노이드 절제술(T&A)의 적응증

• 재발성 삼출성 중이염과 동반된 아데노이드 비대증 A
• 비강기도의 폐색 A
• 수면무호흡증을 일으킬 때 A & T
• 재발성 편도염(1년 3~4회 이상) T
• 편도비대로 인한 치아 부정교합, 안면발달장애 T
• 편도주위 농양 등 합병증이 동반될 때 T
• 편도 악성종양이 의심될 때 T

24

정답 ②

해설

▶ 최신임상이비인후과학 P. 188

편도절제술은 급성 또는 만성 부비동염의 예방이나 치료에는 도움이 되지 않는다.

25

5세 여자아이. 딸의 목이 막히는 것 같다면서 걱정이 된 엄마가 아이를 데리고 병원에 왔다. 건강 체질이며 별다른 증상은 없다. 다음은 이 환자의 구강 내 사진으로, 경부림프절 종대는 보이지 않는다. 적절한 대응은 어느 것인가?

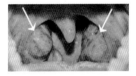

① 경과관찰　　② 경부CT　　③ 약물요법
④ 수술요법　　⑤ 방사선치료

26

60세 남성이 혀에 통증을 느껴 병원에 왔다. 3개월 전부터 혀가 아프기 시작하더니 점차 심해졌다고 한다. 혀 왼쪽 가장자리에 얕은 궤양이 있으며 경결이 만져진다. 궤양부의 찰과세포진은 Class V 이다. 혀의 사진과 두경부조영CT는 다음과 같다. 이 질환에 대한 설명으로 옳은 것은 어느 것인가?

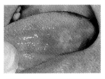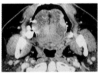

가. 백반<판>증은 전암병변이다.
나. 화학요법이 유효하다.
다. 방사선치료가 유효하다.
라. 경부림프절에 전이되는 경우는 적다.

① 가, 나, 다　　② 가, 다　　③ 나, 라
④ 라　　⑤ 가, 나, 다, 라

27

설암에 대한 설명으로 잘못된 것은 어느 것인가?

① 남성에게 많다.

② 호발연령은 70세 이상이다.

③ 혀 가장자리에서 발생빈도가 높다.

④ 림프절 전이를 일으키기 쉽다.

⑤ 방사선치료에 반응하기 쉽다.

28

다음 중 편도선 절제술의 적응증이 아닌 것은?

① 종양 감별   ② 만성 코곁굴염

③ 편도주위 고름집   ④ 심한 수면 무호흡증

⑤ 폐색으로 인한 호흡 및 삼킴 곤란

29

20세 남자가 오른쪽 인두와 귀 통증을 주소로 내원하였다. 환자는 급성 편도염으로 치료받던 중이었다. 체온은 38도였고 물 마실 때 삼키기 힘들고 숨쉴 때 악취가 난다. 구강 검진에서 목젖이 왼쪽으로 치우쳐있고 오른쪽의 편도가 반대쪽보다 커져 있다. 경부 측면 방사선 사진에서 종괴가 관찰된다. 다음 중 이 환자의 진단으로 알맞은 것은?

① 급성 후두염   ② 급성 세기관지염   ③ 후두 농양

④ 편도주위 농양   ⑤ 구강암

27

정답 ②

해설

▶ 최신임상이비인후과학 P. 200

• 설암의 남녀비는 약 2:1이다.

• 50~60대에 많다.

• 혀 가장자리에 발생하는 경우가 가장 많다.

• 림프절로 전이되는 경우가 많으며 악하 림프절, 상내심경 림프절, 중내심경 림프절에서 많이 볼 수 있다.

• 방사선치료가 유효하며 수술요법과 함께 화학요법, 방사선조사 등 집학적인 치료를 한다.

28

정답 ②

해설

▶ 최신임상이비인후과학 P. 188

편도 절제술의 적응증에 인접기관(중이염, 부비동염)에 나쁜 영향을 줄 때라는 항목이 있지만 부비동염은 주로 아데노이드 비대와 관련이 되어 주어진 보기 중 가장 부적합하다.

29

정답 ④

해설

▶ 최신임상이비인후과학 P. 187

편도염 치료 중 인후통, 귀통증 호소하며 목젖이 반대쪽으로 밀려 있는 소견으로 보아 편도주위 농양의 가능성이 많다.

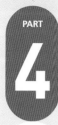

후두, 기관식도 및 경부질환

형태와 기능
중요한 증상
중요한 검사법
후두, 기관식도, 경부 및 갑상선 질환

POWER OTORHINOLARYNGOLOGY

I. 형태와 기능

학습목표

1. 후두를 3부분으로 나누고 그 해부학적 경계를 설명한다.
2. 윤상연골의 해부학적 특성과 임상적 의의를 설명한다.
3. 성인과 유소아 후두의 해부학적 차이점을 열거한다.
4. 후두의 기능 4가지를 열거한다.
5. 식도의 생리적 협착 부위와 상문치로부터의 거리를 설명한다.
6. 경부의 삼각을 도해하고 그 명칭을 기록한다.
7. 경부림프절의 level을 설명한다.
8. 후두와 기관식도에 병변이 있을 때 나타나는 증상을 열거할 수 있다.
9. 기관지이물의 증상, 이물의 종류 및 흉부방사선검사 소견을 설명할 수 있다.

1) 후두를 3부분으로 나누고 그 해부학적 경계를 설명한다.
   - 후두는 성문상부(supraglottis), 성문부(glottis), 성문하부(subglottis)의 3부분 나눠짐
     ① 성문상부 : 후두개첨단에서 후두전정까지
     ② 성문부 : 성대를 포함하여 성대인대의 5-7 mm 아래까지를 말한다.
     ③ 성문하부 : 성문부의 최하단에서 윤상연골의 하연까지

2) 윤상연골의 해부학적 특성과 임상적 의의를 설명한다.
   - 윤상연골은 후두에서 유일하게 완전한 고리를 이루고 있으며, 후두의 후면구조를 지지하고 있다. 윤상연골의 전방부위를 궁(arch), 후방부위를 후판(posterior lamina) 또는 윤상연골판이라고 하며, 각각의 높이는 2-3 mm, 5-7 mm이다. 후면에는 식도의 종섬유

의 자리인 후정중앙선을 볼 수 있으며, 후상부에는 볼록하면서 타원형인 2개의 관절면을 가지고 있다. 측면에서 보아 갑상연골의 하연과 윤상연골궁의 상연이 이루는 각도를 면접각(visor angle)이라고 한다. 이 면접각의 각도는 평상시에는 일정하나 발성 시 음성의 높낮이에 따라 변한다.

3) 성인과 유소아 후두의 해부학적 차이점을 열거한다.

- 소아 특히 신생아의 후두는 전신에 비하여 아주 작다. 특히 성문과 성문하강이 매우 좁으므로 약간의 부종으로도 쉽게 기도가 좁아져서 호흡곤란이 온다. 또 한 소아의 후두 연골도 성인에 비하여 약하고 유연하다. 유아의 후두개는 주름이 잡혀 있으며 성장하면서 오메가 형으로 되어 있다가 2세 이후에 성인형으로 된다. 소아 후두의 점막 특히, 성문하벽은 이주 연하여 싱인보나 부종이 잘 생긴다. 또한 풍부한 감각신경이 분포되어 있어 반응에 아주 예민하다.

4) 후두의 기능 4가지를 열거한다.

① 호흡기능(respiration)
② 기도의 보호기능(protection)
③ 발성기능(phonation)
④ 연하기능(deglutition)

5) 식도의 생리적 협착 부위와 상문치로부터의 거리를 설명한다.

(1) 제1 협착부 : 윤상인두협착부(cricopharyngeal constriction)로서 윤상인두근이 윤상연골을 당김으로써 생기는 것이다. 대략 제 6 경추부에 해당하며, 식도 중 제일 협소한 부위로 식도입구가 되며, 상치열로부터의 거리는 약 15-16 cm이다.

(2) 제2 협착부 : 대동맥궁과 좌측 기관지의 교차부에 해당되고 횡문근과 평활근의 이행부이기도 하다. 문치로부터 23 cm의 거리에 있다.

(3) 제3 협착부 : 횡경막협착부(diaphragmatic constriction)라고도 하며 상치열로부터는 약 34-40 cm의 거리에 있다.

6) 경부의 삼각을 도해하고 그 명칭을 기록한다.

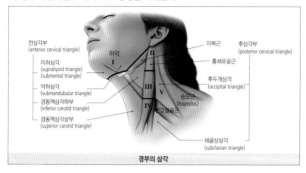

경부의 삼각

7) 경부림프절의 level을 설명한다.

(1) Level I : 악하삼각(Submandibular triangle), 이하삼각(Submental triangle)

(2) Level II : 상경정맥 림프절군을 포함하고 있는 곳으로 두개저가 상연이 되며 흉골설근
의 외연, 흉쇄유돌근의 후연, 경동맥 분지점으로 둘러싸인 구역

(3) Level III : 설골에서부터 윤상갑상막까지로 중심경정맥 림프절군을 포함하고 있는 곳
으로 내경정맥의 중간 1/3 주위에 위치한다.

(4) Level IV : 외연은 흉쇄유돌근의 후연이 되며, 내연은 흉골설근의 외측연이 되며 높
이는 윤상갑상막에서 흉골까지 이른다.

(5) Level V : 후삼각에 있는 모든 림프절을 포함하며 경계는 승모근의 전연, 흉쇄유돌근의
후연과 쇄골의 상연이다.

(6) Level VI : 설골을 상연으로 하고 흉골상절흔이 하연이 되는 경동맥초 내측부분의 구역
으로 이른다.

II. 중요한 증상

1) 후두에 이상이 있을 때 나타날 수 있는 증상을 열거한다.

    (1) 호흡곤란 : 후두의 장애물은 어느 부위에 생기더라도 어느 정도 이상의 크기가 되면 호흡곤란을 초래할 수 있다.

    (2) 기침 : 후두암, 후두결핵, 급성후두염, 만성후두염

    (3) 천명 : 천명은 기도의 부분적인 협착 부위로 공기가 통과할 때 생기는 거친 음과 함께 주변조직의 진동으로 인해 발생하게 된다.

    (4) 음성 장애 : 발성기구인 후두에 병변이 있을 경우 음성의 변화를 초래할 수 있다.

    (5) 언어장애 : 구음장애, 리듬장애, 상징화장애로 나뉜다. 구음장애는 가장 흔한 언어장애로 입술, 혀, 치열, 구개, 인두 등에 기형이나 손상 또는 신경장애로 생긴다. 리듬장애의 대표적인 것은 말더듬이가 있고, 상징화장애는 실어증과 언어발달지체가 있다.

    (6) 연하장애 : 연하장애는 중인두, 하인두, 식도에 기계적 장애물이 있어 음식물 연하장애가 있거나, 운동신경 마비가 있어 연하 시 운동에 장애가 오는 것을 말한다.

Question

01

호흡곤란을 일으키는 것은 어느 것인가?

가. 양측반회신경마비
나. 급성후두개염
다. 성문암(T1a)
라. 성대결절

① 가, 나, 다   ② 가, 나   ③ 나, 라

④ 라   ⑤ 가, 나, 다, 라

01
정답 ②
해설
▶ 최신임상이비인후과학 P. 216
성대결절의 주 증상은 애성이며 쉽게 음성
이 피로해지며 고음에서 음성의 분열과 중
복음이 있다.

III. 중요한 검사법

1) 정상 후두의 후두경 소견을 설명한다.

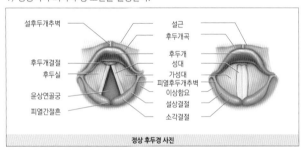

설후두개추벽   설근
          후두개곡
후두개결절   후두개
후두실   성대
          가성대
      피열후두개추벽
윤상연골궁   이상함요
          설상결절
피열간절흔   소각결절

정상 후두경 사진

2) 경부 종물의 진단 과정에서 절개 생검(open biopsy)이 좋지 않은 이유를 설명한다.

- 모든 경부 종괴는 병리조직검사로써만 확진할 수 있다. 병리조직검사에는 세침흡인세포검사(fine needle aspiration biopsy)와 절개생검(incisional or excisional biopsy)하는 방법이 있다. 최근 세침흡인세포검사는 대부분의 갑상선암과 전이암의 진단에 도움을 준다.

- 세침흡인세포검사는 주사침이 22게이지로 가늘기 때문에 동맥을 천자한 경우라도 압박으로 쉽게 지혈할 수 있으며 혈종의 형성, 악성종양의 세포오염 등의 위험성이 거의 없으면서 해부학적으로 절개생검이 곤란한 부위에도 시술이 간편하며 비교적 진단율이 높다. 이러한 세침흡인세포검사의 장점은 곧 절개생검의 단점이 된다.

3) 악성 갑상선 결절을 예측할 수 있는 임상적 소견을 열거한다.

[표] 암을 의심할 수 있는 갑상선 결절의 위험인자

병력 청취	이학적 검사
나이가 20세 미만이거나 60세 이상인 환자 경부 방사선 조사의 기왕력 남자 환자 수질성 갑상선 암종의 가족력 고속 성장 음성 변화 이학적 검사	단단하고 압통이 없는 결절 경부 림프절 촉지 주위 조직에 고정된 결절 성대 마비

4) 후두암의 진단 방법을 설명한다.

▶ 후두암의 진단방법

(1) 후두의 진찰 : flexible fiberscope, telescope, direct laryngoscope, suspension laryngoscopy

(2) 경부진찰 : 림프절이 촉지되면 경도, 가동성, 크기, 위치, 숫자 등을 판별하면서 전이의 가능성 여부를 판단하여야 한다. 또한 후두부위를 촉진하여 이상 유무를 확인한다. 이 때는 우선 대칭성 여부와 종창, 피부색의 변화를 관찰한 후에 후두를 만져서 가동성을 살피고 윤상갑상막에 돌출된 곳이 있는지를 살펴보아야 한다.

(3) 구강, 인두, 비인두, 설근부 등에 대한 진찰

(4) 방사선 검사

① 단순방사선 촬영

② 단층 촬영

③ 건조 방사선 촬영(xeroradiography)

④ 후두조영술(larygogram)

⑤ 전산화단층촬영(CT)

Question

01

간접후두경검사에 대한 설명으로 바른 것은 어느 것인가?

> 가. 교액반사가 강한 것에는 Nelaton 카테텔을 이용한다.
> 나. 경 위쪽의 영상은 후두 앞쪽에 해당한다.
> 다. '에-'하고 발성하게 하면 성문하강이 관찰된다.
> 라. 후두개가 너무 긴 경우에는 후두개거상기를 이용한다.

① 가, 나, 다   ② 가, 다   ③ 나, 라

④ 라   ⑤ 가, 나, 다, 라

01

정답 ③

해설

▶ 최신임상이비인후과학 P. 218

- 교액반사는 설근부 등을 만지면 일어나므로 키실로카인같은 마취약으로 반사를 취한다.
- 성대의 가동성, 종양의 유무, 염증 소견 등을 확인할 수 있다.
- '에-'하고 발성하면 성문이 닫혀 성무하강은 보이지않게 된다.
- Lublinski 후두개거상기가 유효하다.
- 경면은 좌우가 일치하지만 전후가 역전하기 때문에 위쪽이 앞이 된다.

02

57세 여성. 경부에 종류가 생긴 것을 발견하고 병원에 왔다. 다른 자각증상은 없으며, 촉진 시 오른쪽 경부에서 3×3 cm로 종창한 단단한 림프절이 만져진다. 천자흡인세포진 결과 유두상암이었다. 두경부 영역에서 해야 할 검사는 어느 것인가?

① 타액선조영검사

② 상악동시험천자

③ 상인두파이버스코피

④ 하인두조영검사

⑤ 경부 X선 CT검사

02

정답 ⑤

해설

▶ 최신임상이비인후과학 P. 261

증상이 단단한 림프절 종창이라는 점에서 악성종양의 경부림프절 전이가 고려되는데, 세포진검사 결과 유두상암이었다는 점에서 원발은 갑상선이 가장 유력된다. 유두상암은 림프행성 전이를 일으키기 쉬우므로 우선 CT검사를 하여 림프절 전이의 범위와 종양의 원발을 정밀검사해야 한다.

03

52세 남자가 2주일 전 우연히 오른쪽 목 뒤 삼각와 부위에 약 2 cm 크기의 신생물을 발견하였으나 특별한 증상은 느끼지 못했다고 한다. 가장 옳은 설명은?

① 악성종양보다는 양성종양이 대부분이다.

② 전이성 암종은 드물다.

③ 전이성 암종인 경우에는 대부분 편평세포 암종이다.

④ 세침 흡인생검을 먼저 시행한다.

⑤ 조직검사를 하여 원발성 또는 전이성 암인지 빨리 확인한다.

03
정답 ③
해설
▶ 최신임상이비인후과학 P. 253
- 성인(특히 50세 이상)에서 경부종물이 3 cm 이상으로 크거나 여러개의 림프절이 만져지면 악성종양을 의심해야 한다.
- 원발병소는 두경부가 80% 이상으로 가장 많고 원격장기에서의 전이는 쇄골상와에 드물게 발생한다.
- 생검은 이비인후과적 검사를 완전히 한 다음에 시행한다.

04

다음 중 두경부암 발생 원인과 관계 있는 것은?

> 가. 흡연
> 나. 음주
> 다. 방사선
> 라. 구강위생

① 가, 나, 다   ② 가, 다   ③ 나, 라

④ 라   ⑤ 가, 나, 다, 라

04
정답 ⑤
해설
▶ 최신임상이비인후과학 P. 236

05

72세 남자가 경부에 종괴가 촉지되어 내원하였으며, 내원 시 애성이 있었다. 경부 종괴는 후삼각부위에 2 cm 크기로 주위 조직이 유착되어 있었다. 가장 먼저 시행해야 할 진단방법은?

① 조직 생검   ② 흉부 CT

③ 위내시경   ④ fiberoptic pharyngolaryngoscopy

⑤ bronchoscopy

05
정답 ④
해설
▶ 최신임상이비인후과학 P. 219, 236
후두경 검사로 성대의 가동성 유무 확인
→ 후두암의 진행된 정도 파악

IV. 후두, 기관식도, 경부 및 갑상선 질환

학습목표

1. 후두연화증(laryngomalacia)의 진단 및 치료원칙을 설명할 수 있다.
2. 급성후두개염의 증상과 치료원칙을 설명할 수 있다.
3. 성대폴립의 원인과 치료원칙을 설명할 수 있다.
4. 성대결절의 호발부위와 그 이유를 설명할 수 있다.
5. 성대결절의 치료원칙을 설명할 수 있다.
6. 반회신경마비의 원인을 열거할 수 있다.
7. 후두 외상 환자의 증상과 응급치료법을 설명할 수 있다.
8. 후두암의 해부학적 분류에 따른 증상을 설명할 수 있다.
9. 후두암의 치료방법의 종류를 열거할 수 있다.
10. 성문암의 예후가 다른 부위의 암에 비해 좋은 이유를 설명할 수 있다.
11. 기관지이물이 우측에 호발하는 이유를 설명할 수 있다.
12. 기관절개술의 적응증을 기술할 수 있다.
13. 급성기도폐쇄의 치료 방법을 열거할 수 있다.
14. 경구강 기관내삽관의 적응증을 기술할 수 있다.
15. 식도이물의 호발 부위 및 치료 방법에 대하여 설명할 수 있다.
16. 경부심부감염이 일어나는 대표적인 공간을 열거할 수 있다.
17. 갑상설관낭종(thyroglossal duct cyst)의 호발부위와 치료원칙을 설명할 수 있다.
18. 원발병소를 모르는 전이암이 경부에서 발견되었을 때 맹검조직검사를 하는 부위를 열거할 수 있다.
19. 경부곽청술의 치료원칙과 반드시 보존해야 하는 기관을 설명할 수 있다.
20. 경부청소술의 분류와 제거하는 림프절 부위를 설명할 수 있다.
21. 갑상선결절에서 악성종양의 위험인자와 수술이 필요한 경우를 열거할 수 있다.
22. 갑상선결절의 감별진단을 위한 알고리즘을 설명할 수 있다.

1) 후두연화증(laryngomalacia)의 진단 및 치료 원칙을 설명한다.

   (1) 후두연화증의 진단

   ① 후두경 검사(필수적) : 후두경 검사는 환아가 자기호흡이 있는 상태에서 강직형 직접후두경이나 가는 굴곡형 후두경을 사용한다. 후두경 소견상 후두개는 길고 좁고 접혀져 있으며, 양측변연이 서로 가깝게 근접해 있는 소위 오메가 모양의 후두개를 볼 수 있다. 그러나 후두개의 모양보다는 이완되는 정도와 후두상부의 함몰 경향이 더 중요한 소견이다.

② 연조직 측경부 촬영 등의 방사선 검사도 다른 기형의 동반여부 판별을 위해 필요하다.

(2) 치료

① 후두연화증은 대부분에서 특별한 치료없이 호전되면 12-24개월 이내에 증상이 소실되므로, 보호자를 안심시킨다.

② 중증 후두연화증에서는 기관절개술, 내시경을 이용한 후두개성형술, 성문상부성형술, 피열후두개성형술 등을 시행할 수 있다.

③ 레이져를 이용한 수술법도 최근에는 많이 사용하고 있다.

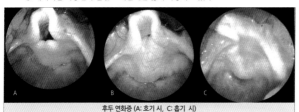

후두 연화증 (A: 호기 시, C: 흡기 시)

2) 급성후두개염의 증상과 치료원칙을 설명한다.

(1) 증상

① 연하통(odynophagia)

② 호흡곤란

③ 흡기 시 천명

④ 고열

⑤ muffled voice (hot potato voice)

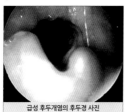

급성 후두개염의 후두경 사진

(2) 치료

- 치료원칙에 있어 기도의 확보는 가장 중요하며, 그 후에 항생제를 사용하고 보존적
  치료를 해야 한다. 기도를 확보하는데 있어서 중요한 점은 기관절개술이나 기관 내
  삽관이 필요한 경우, 언제 이것을 시행할 것인지 적당한 시기를 판단하는 것이다.
  즉 환자의 증상이 차츰 심해지고, 맥박 수와 호흡 수가 빨라지며, 흉벽이 점점 더 안
  으로 들어가게 되면 기관 내 삽관이나 기관절개술의 적응증이 된다. 후두개의 염증
  에 의한 부종을 완화시킬 목적으로 스테로이드를 사용할 수 있으며, 스테로이드를
  사용함으로써 발관(extubation)까지의 시간을 단축시킬 수 있다.

3) 반회후두신경마비의 원인을 열거한다.

① 원인미상
② 갑상선 수술 등에 의한 의인성 원인
③ 반회 후두신경의 경로에 생기는 악성종양(갑상선, 식도, 폐의 종양)
④ 후두 외상
⑤ 대동맥류, 흉막유착
⑥ 다발성 신경염이나 바이러스 감염
⑦ 중추성 원인 : 뇌실질 내 병변, 뇌간의 손상

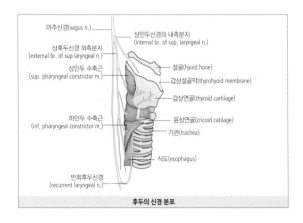

후두의 신경 분포

4) 후두 외상 환자의 증상과 응급치료법을 설명한다.

(1) 후두 외상 환자의 증상

- 수상 직후에는 혈담, 애성, 연하통, 피하기종이 보인다. 호흡곤란이 수 시간 후에 일어나는 일도 있으므로 주의해야 한다. 후두강 내에는 점막하 출혈, 성대의 전위, 피열부의 고정, 부종 등의 소견이 보인다. 수개월 경과하면 육아종이나 반흔으로 인한 협착이 온다.
- 삽관 육아종의 경우는 수술 뒤부터 애성이 초래되며 성대돌기 부위에 양측성 육아종이 보인다. 고함이나 음성남용 후 생기는 접촉성 궤양은 수일 또는 수 주 후부터 애성이 생기고 성대돌기 내측에 궤양이 보이며 시간이 지나면 육아종이 생긴다.

(2) 치료

- 신선예(fresh case)에서는 수상 후 1-2일간은 호흡곤란이 생기는 것에 주의하여 관찰하고 항생제, 스테로이드 등을 투여한다. 필요하면 기관절개를 하고, 손상부위의 정복수합 후 봉합 및 후두내강에 확장자(core mold)를 삽입한다.
- 진구예(old case)에서는 성문 횡격종(web)에는 laser vaporization 후 또는 횡격막절제 후 keel을 삽입하거나, 미세수술로 피판을 만들어 성대재건술을 한다.
- 반흔협착이 심한 경우에는 ① core mold로 보존적 확장술을 시도하거나 ② 반흔을 절제하고 피부 또는 점막이식 후 core mold를 삽입하거나 ③ 협착부위를 완전히 절제해 내고 기도의 단단문합(end-to-end anastomosis)을 시행한다.
- 삽관육아종이나 접촉성궤양의 경우는 음성휴식과 스테로이드 분무가 증상의 호전을 가져올 수 있고 이러한 보존적인 치료 후에도 없어지지 않으면 laser vaporization 후에 steroid 국소 주사를 한 후 수술 후 최소 10일-2주간 침묵요법과 함께 항생제, 소염제를 경구복용한다.

5) 후두 유두종(Laryngeal papilloma)에 대하여 설명한다.

- 후두에서 발생하는 가장 많은 양성 종양

(1) 원인 : HPV type 6, 11

(2) 증상 : 애성(m/c), 기도폐쇄, 호흡곤란

[표] 성인형과 소아형 후두유두종의 차이점

성인형	소아형(대부분 5세 이하)
단발성 크기가 작고, 애성을 주로 호소	다발성 크기가 크고, 호흡곤란 등의 중증

(3) 치료 : 레이저를 이용한 후두미세수술(TOC)

(4) 예후 : 성인 40%, 소아 80%에서 수술적 제거 후 재발

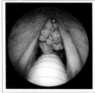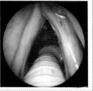

후두유두종(우측 : 수술 전, 좌측 : 수술 후)

6) 성대결절의 호발 부위와 그 이유를 설명한다.

- 성대결절은 성대의 전 1/3 양측 또는 막성성대의 중간지점에 양측성의 넓은 기저부를
  가진 희고 반짝이는 돌기로 관찰되는데 이는 이 부위가 발성 시 마찰이 가장 많은 부위
  이기 때문이다.

7) 성대결절의 치료 원칙을 설명한다.

- 성대 점막의 원활한 윤활작용을 위하여 성대의 충분한 가습과 함께 음성 휴식, 음성
  치료와 보존적 치료를 수술적 치료보다 우선으로 하는 것이 원칙이다. 음성치료로써
  80% 이상 증상을 호전시킬 수 있으며, 술 후 생기는 상흔, 과형성 등으로 증상이 악화
  될 수 있는 것을 고려해 볼 때 음성치료를 수술보다 우선적으로 시행하여야 한다.

- 수술적 치료는 최소 3개월 이상 보존적 치료를 받음에도 불구하고 음성에 장애가 있는
  경우에 시행하며, 후두미세수술로 겸자나 CO_2 레이져 등을 사용한다.

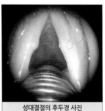

성대결절의 후두경 사진

8) 성대 폴립의 원인과 치료 원칙을 설명한다.

(1) 성대폴립의 원인

① 과격한 발성과 흡연(주원인)

② 만성염증에 의한 점막하 출혈

(2) 치료

- 보존적 치료로는 음성오용(misuse), 흡연 등의 원인을 없애고, 작은 폴립이나 초기에 형성된 폴립일 경우 단기적으로 음성치료를 시도할 수 있다. 하지만 대부분의 경우에 수술적 치료가 필요하다.

- 후두미세수술 시술 후 치유기간 단축이나 음성 호전을 위해서는 성대 정상점막과 점막하 조직의 보존이 필수적이다. CO_2 레이저는 비접촉성으로 지혈 작용이 용이하며 술후 부종이 적다는 장점이 있다.

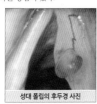

성대 폴립의 후두경 사진

9) 식도 이물의 호발 부위 및 치료방법에 대하여 설명한다.

(1) 식도 이물의 호발 부위

- 식도의 제1 협착부에서 압도적으로 발생 빈도를 보이는데 그 이유는 이곳이 연동작용이 약하고 식도 중 제일 협소하기 때문이다.

(2) 치료 방법

- 식도 이물은 식도경 하에서만 제거해야 하며 소아에 있어서는 전신마취 하에 하는 것이 보통이다. 식도 천공으로 인한 피하기종이나 종격염에 대해서는 신속한 외과적 치료를 해야 하며 항균제의 투여 및 필요에 따라서 종격절개를 시행하여야 한다.

10) 기관지 이물의 증상, 호발 이물 및 흉부 X-선 소견을 설명한다.

(1) 기관지 이물의 증상

- 기관지 이물의 경우는 초기에 기침, 천명 등이 있고 어느 정도 경과 후에 혈담, 특수한 취기 등의 증상이 나타난다. 기관지를 폐쇄하지 않은 금속이물인 때에는 증상이

가벼운 때가 많고 수 주 또는 수개월 무증상인 경우도 있다.

(2) 이물의 종류

- 이물의 종류로는 기관, 기관지에 침입할 수 있는 크기라면 모든 물체가 이물이 될 수 있는데 식물성 이물로는 땅콩 등이 있고 광물성 이물로는 바늘, 못, 핀, 의치 등이 있으며 동물성 이물로는 생선가시가 가장 많다.

(3) 진단

- 이물의 의심이 있을 때는 주의 깊게 흉부검사를 하며 X-선 검사를 실시한다. X-선 투시는 X-선 사진보다 진단적 가치가 크다. 필요에 따라서 기관지 조영법을 실시하며 이상과 같은 검사로써도 이물의 확진을 얻지 못하는 경우 기관지경술을 시행한다.

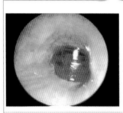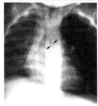

**기도이물: 플라스틱 장난감 - 기관지내시경(좌측),
단순흉부 X선 촬영 소견(우측)**

11) 급성 상기도 폐쇄의 치료방법을 열거한다.

- 급성 상기도 폐쇄의 치료 방법

(1) 내과적 치료

- 우선 중요한 것은 산소를 공급하여 저산소증을 치료하는 것인데 오랫동안 만성 기도 폐쇄가 있던 환자는 저산소증이 호흡의 자극원이 되어 왔기 때문에 산소공급이 오히려 무호흡을 초래할 수 있으므로 조심스럽게 투여해야한다. 스테로이드의 사용은 많은 논란이 되어 왔는데 경, 중등도 외상이나, 염증 또는 감염이 진행 중일 때 스테로이드를 투여하면 효과가 있을 수 있다. 감염이 의심될 때 항생제를 투여한다.

(2) 중재적 치료

① Heimlich 법　　② 비인강 또는 구강 기도 삽입　　③ 경구강 기관삽관

④ 경비강 기관삽관　　⑤ 경기관 환기

(3) 수술적 방법

① 윤상갑상막절개술(cricothyroidotomy)

② 기관절개술(tracheotomy)

12) 기관 내 삽관의 적응증 대하여 설명한다.

① 전신마취

② 심정지

③ 호흡부전

④ 상부기도손상(상기도손상 때 기관 내 삽관이 불가능할 때도 있으므로 응급 윤상, 갑상연골 절개가 필요)

⑤ 두경부 손상

⑥ 심한 안면화상

⑦ 위내용물의 기관 내 흡인

13) 기관절개술의 적응증 및 술 후 처치에 대하여 설명한다.

- 상기도 폐쇄로 인한 호흡곤란, 장기간에 걸친 호흡보조를 위해, 하기도 분비물의 제거를 위해, 구강 혹은 위분비물의 오염방지를 위해, 두경부 악성종양 수술 시 또는 그 수술의 전신마취 때문에 시행한다.

▶ 술 후 관리

- 기관절개술 후 처음 48시간은 특별히 훈련된 간호원의 보조가 필요하며 환자와의 의사표시방법을 준비해야 한다. 수술 직후에는 흉부 X-선 사진을 찍어서 술 후 합병증의 발생 유무를 확인해야 하고 튜브의 cuff는 1-2시간마다 바람을 빼어 압력에 의한 괴사를 예방하며 모든 조작 및 기구는 멸균되어 있어야 한다. 분비물의 가피형성을 방지하기 위하여 가습이 필요하다. 기관절개관은 첫 48-72시간에는 빼서는 안되고 그 후에 매일 교환하거나 일정간격으로 청결하게 해 준다. 「관의제거」는 성인에게는 문제가 없으나 소아에서는 제거가 어려운 경우가 많다.

(1) 방법

① 성인

- 환자는 앙와위, 어깨 밑에 모래베개를 받쳐 경부 신전
  - 윤상연골과 흉골사이의 중간에 피부를 수평절개
  - 제2-4 기관륜에 수직절개(vertical incision)

- 개구부를 벌리고 기관튜브삽입

② 소아

- 응급수술이 아닌 경우는 반드시 기도확보하고 전신마취 하에서 시행하는 것이 원칙
- 피부절개는 일반적으로 수직절개를 더 선호
- 제2 혹은 제3 기관륜의 단순 수직절개

(2) 수술 후 관리

① 수술 직후 흉부방사선 사진 촬영 : 삽관된 튜브의 길이와 위치가 적절한지 확인해야 하며 기종격증이나 기흉같은 합병증의 유무를 확인

② 내관을 처음 2-3일간 1-2시간마다 꺼내어 소독

③ 기관튜브는 첫 2-3일간은 교환하지 않는다

④ 특히 흡인은 처음 며칠 동안은 되도록 자주 시행

14) 심경부감염의 원인과 원인균을 열거한다.

(1) 원인

① 인두감염(30%)

② 치성감염(30%)

③ 선천성 기형조직(선천성 낭), 이성 질환(중이염, 특히 진주종성 중이염), 경부림프 절염, 타액선염, 피부감염, 갑상선염, 외상, 식도감염, 기관손상

(2) 원인균

- 보통 혼합감염되고 80%가 α, β-Streptococcus이지만, Staphylococcus, Peptostreptococcus, Fusobacterium nucleatum, Bacteroides melanogenicus 등도 원인균이 될 수 있다.

15) 구강저봉와직염(Ludwig angina)의 임상적 특징을 설명한다.

① 치성감염증의 하나인 구강저 봉와직염은 이하악강을 중심으로 양쪽 악하강까지 치성 감염증으로 인한 병변이 파급되어 결국 구강저 전체에 염증이 발생하는 경우를 말한다.

② 이와 관련되는 치아는 대개 하악의 대구치(molar tooth)인데 여기에서 발생한 염증이 매우 신속하게 해부학적 공간을 따라 파급된다.

③ 임상적으로는 구강저의 동통성 부종과 구강저에 인접한 양쪽 경부의 종창 소견을 보인다.

④ 원인균은 다양한 호기성 세균과 혐기성 세균이므로 구강저 봉와직염은 혼합성 감염증으로 볼 수 있다.

⑤ 구강저 봉와직염의 치료는 우선은 호흡기도를 확보하고 이 후 전신적 항생제 투여를 시작하는데 혼합성 감염증이므로 적절한 항생제를 선택한다. 화농된 경우는 절개 배농한다.

16) 갑상설관낭종(Thyroglossal duct cyst)의 호발부위와 치료 원칙을 설명한다.

(1) 호발부위

- 갑상설관낭종은 경부에 발생하는 선천성 기형 중 가장 흔하다. 설근부에서 갑상선에 이르기까지 정중선에서 어디에서나 볼 수 있고, 설골과 갑상연골 사이에 가장 많이 발생한다.

(2) 증상

- 갑상선-설관낭종을 갖고 있는 환자 중 50% 정도가 10세 이하의 소아에서 발견되며, 70% 정도가 30세 이하에서 발견된다. 대부분 무증상, 무통의 정중 경부종괴로 종괴의 양상은 다양하여 부드럽거나 견고할 수 있으며, 유동성이고 침을 삼킬 때나 혀를 내밀면 종괴가 움직이는 것을 확인할 수 있다.

- 10-20%에서는 정중선에서 외측에 치우쳐 나타날 수 있고, 65%에서는 설골하부에, 20%는 설공상부에 15%는 설골부에 발생한다. 대부분의 병변은 설골 가까이 존재하지만 혀 속에 위치하는 경우가 2%, 흉골 상부에 위치하는 경우도 10%에서 존재한다.

(3) 치료

- 치료 시 단순적출은 피해야 하며 낭, 관과 함께 설골의 중심부를 일괄 절제하는 Sistrunk법이 최선의 방법이다. 특히나 성인에서 발견된 갑상선-설관낭종은 악성의 가능성이 있기 때문에 반드시 수술을 시행해야 한다. 낭을 적출한 후에는 낭에 절개를 가하여 낭의 내부를 확인하여 낭내에 종괴가 관찰되면 이를 동결절편검사를 실시하여 암이 확인되면 갑상선과 경부를 다시 한번 촉진해야 하며 갑상선이나 경부의 종괴가 발견되면 이를 생검하여 동결절편검사로 확인하는 등의 추가 조치가 필요하다.

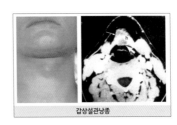

갑상설관낭종

17) 비인강암의 초기 증상과 치료 원칙에 대하여 설명한다.

(1) 증상

- 초기증상으로 상경부 림프절이 커진 것 외에는 무증상인 경우도 있다. 특별한 원인 없이 삼출성 중이염이 수개월에 걸쳐 반복되는 경우도 흔한 소견이다. 그러나 진행된 환자의 종양이 점차 커지면 비폐색 증상이 나타나며 혈성비루가 간간이 있을 수도 있다. 종양이 두개강 내로 침범하는 통로는 두 가지가 있는데 추체접형골 통로인 파열공을 통하여 두개내부로 들어가면 뇌신경마비, 특히 제 6번 신경마비가 먼저 일어난다. 이 외에도 제 3, 4, 5, 7번 신경의 마비도 올 수 있다. 종양이 경정맥공을 침범하면 제9, 제10, 제11번 뇌신경 마비 증세가 나타난다. 더욱 진행되면 전신전이 및 cachexia로 사망하게 된다.

(2) 치료

- 코발트 60을 이용한 방사선치료가 현재 가장 중요한 치료방법이다. 방사선 치료 후 남아 있는 경부림프절은 수술로 제거할 수도 있다. 원발부 재발은 외부조사 및 강내치료로 하여 왔으나 근래에는 방사선을 좁은 부위에 집중시키는 방사선수술을 하기도 한다.

18) 후두암의 해부학적 분류에 따른 임상 증상을 설명한다.

(1) 애성(hoarseness)

- 성대에 암이 발생할 경우 초기에 나타난다. 그러나 성문상부나 하부에 발생할 경우, 조기에 발견하지 못하고 뒤늦게 성대근이나 피열연골 등을 침범하면 음성변화가 나타나게 되어 진단되는 경우가 대부분이다.

(2) 호흡곤란과 천명

- 큰 성문상부암에서는 흡기성 천명이 나타나고 성문하부암에서는 호기성 천명이 나

타난다. 그리고 성문암에서는 흡기와 호기 모두 천명이 나타날 수 있다.

(3) 연하곤란

- 성문상부암의 특징 중의 하나이다. 환자는 목에 무언가 붙어 있는 듯한 느낌을 가지고 계속 기침을 하거나 물을 찾는다.

(4) 각혈

- 성문하부암이나 매우 큰 성문상부암에서 각혈을 볼 수 있으며 지속적인 기침 때문에 일어날 수도 있다.

(5) 경부종물

- 애성을 동반하지 않는 성문상부암이나 성문하부암에서는 경부림프절 전이가 초발 증상으로 나타나는 경우가 많다.

19) 후두암의 치료 방법의 종류를 열거한다.

- 후두암은 그 발생부위와 병기에 따라 치료방법이 매우 다양하나 크게 방사선요법과 수술요법으로 나눌 수 있으며 최근에는 항암화학요법도 중요한 역할을 하고 있다. 초기 암인 경우는 방사선요법으로도 완치율이 90%로 매우 높으므로 후두의 기능을 보존하는 차원에서 방사선치료가 주로 행해진다. 그러나 진행암인 경우는 방사선요법보다는 수술요법의 성적이 월등하므로 주로 수술이 행해진다. 항암화학요법은 후두전적출술을 요하는 진행암에서 후두를 보존하기 위하여 시도되는 방법으로 항암제를 일차적으로 투여하여 종양의 완전관해가 일어나면 이차적으로 방사선요법을 시행하는 것이다.
  ① 방사선요법
  ② 수술요법 : - 보존적 수술- 후두전적출술- 경부곽청술

20) 성문암의 예후가 다른 부위의 암에 비해 월등하게 좋은 이유를 설명한다.

- 성문암은 성대에 발생하는 암을 말한다. 성문부는 성대의 유리연으로부터 아래쪽으로는 약 1 cm까지이며 위쪽으로는 성대의 상면을 지나는 수평면까지의 매우 좁은 부위이나 암의 발생빈도는 가장 많은 부위이다. 이 부위에 암이 생기면 초기에 음성의 변화가 나타나므로 조기발견이 잘 된다. 또한 성문부에는 림프관이 거의 분포되어 있지 않아서 경부림프절 전이가 초기에는 거의 없으므로 예후가 매우 양호한 편이다.

21) 경부곽청술의 의의를 설명한다.

- 경부곽청술은 상기도나 두경부영역에 발생한 악성 종양에 의한 경부의 림프절이나 림

프관을 제거하는 외과적 술식으로 이를 완전히 시행하기 위해서는 림프조직뿐만 아니라 림프와 밀접하게 관련된 조직을 함께 제거하여야 한다. 두경부암에서 경부곽청술의 시행은 임상적으로 촉지되는 경부림프절의 크기와 원발암의 위치와 크기에 따라 결정된다. 비록 림프절이 촉지되지 않더라도 원발암의 종류, 위치와 크기에 따라서 잠복성전이의 가능성이 높은 경우도 있으므로 이 때는 경부곽청술을 시행하며, 방사선치료도 경부곽청술을 대신하여 경부림프절을 처치할 수도 있으나 전이림프절의 크기에 비례하여 방사선치료의 효과는 떨어지고 수술적 치료효과가 증가하므로 임상의는 치료방법의 타당성과 치료법의 선택에 정확한 판단을 내릴 수 있어야 한다.

22) 경부청소술의 분류와 림프절제거 부위를 설명한다.

(1) Radical neck dissection (RND) : level Ⅰ - Ⅴ 림프절군 및 흉쇄유돌근, 내경정맥, 부신경 모두 제거

(2) Modified radical neck dissection (MRND) : level Ⅰ - Ⅴ 림프절군 절제, 흉쇄유돌근, 내경정맥, 부신경 중 하나 이상 보존

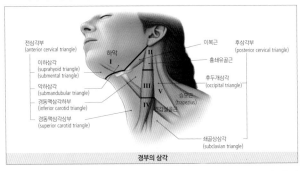

전삼각부
(anterior cervical triangle)

이하삼각
(suprahyoid triangle)
(submental triangle)

악하삼각
(submandubular triangle)

경동맥삼각하부
(inferior carotid triangle)

경동맥삼각상부
(superior carotid triangle)

하악

이복근

후삼각부
(posterior cervical triangle)

흉쇄유골근

후두개삼각
(occipital triangle)

승모근
(trapezius)

외킴설근

쇄골상삼각
(subclavian triangle)

경부의 삼각

(3) Selective neck dissection (SND) : 다양한 변형을 모두 포함하며, 제거한 림프절군을 괄호안에 표시

(4) Extended radical neck dissection (ERND) : radical neck dissection에 더하여 하나 이상의 다른 림프절군이나 비림프 구조물 제거

23) 경부곽청술과 달리 변형적 경부곽청술에서 보존하는 3가지 구조물을 열거한다.

- sternocleido mastoid muscle(흉쇄유돌근), internal jugular vein(내경정맥), spinal accessory nerve(부신경)

Question

01

56세 남자가 쉰목소리와 객혈로 내원하였다. 후두경 사진은 다음과 같았다. 진단은?

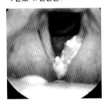

① 후두암　　　② 후두고름집　　　③ 후두유두종
④ 후두백반증　　　⑤ 급성괴사성후두

02

56세 남성. 호흡곤란과 연하통 때문에 병원에 왔다. 어제부터 인두통이 있었으며 오늘 아침부터는 호흡곤란까지 나타났으며. 흡기성 천명이 들린다. 다음은 이 환자의 후두 내시경사진이다. 가장 고려되는 질환은 어느 것인가?

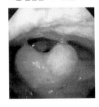

① 전염성 단핵구증　　　② 급성 후두개염　　　③ 후두유두종
④ 성대낭포　　　⑤ 반회신경마비

03

40세 남성이 호흡곤란 때문에 구급차에 실려 병원에 왔다. 2일 전부터 감기 기운과 인두통이 있었다. 어젯밤부터는 발열과 연하통이 나타나더니 서서히 심해지면서 연하곤란이 되었으며 새벽부터 호흡곤란을 느끼게 되었다. 체온 38.9℃, 맥박 96/분, 고른 편. 흉부 청진결과 이상은 없다. 우물거리는 소리는 있지만 편도는 가벼운 발적만 있었다. 또한 천식 기왕력은 없다. 이 환자에게 가장 먼저 해야 할 검사는 어느것인가?

① 심전도   ② 호흡기능
③ 후두파이버스코프   ④ 식도조영
⑤ 경동맥조영

04

38세 남성에게 3일 전부터 발열과 인두통이 시작되었다. 저녁부터는 연하통이 심해져 음식을 먹지 못할 정도였으며 호흡곤란증세도 나타나 구급차에 실려 병원에 왔다. 체온은 39.2℃. 맥박 100/분. 고른편. 혈압 154/92 mmHg. 흉복부에 이상을 보이지는 않지만 천명이 있어 눕지 못하고 앉아서 호흡을 하는 상태이다. 경부에서는 종류가 촉지되지 않는다. 다음은 이 환자의 후두파이버스코프사진이다. 이 환자에게 가장 적합한 대응은 어느 것인가?

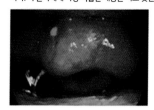

① 수액   ② 진통제 투여   ③ 위관삽입
④ 연하훈련   ⑤ 기도 확보

03
정답 ③
해설
▶ 최신임상이비인후과학 P. 227
• '편도는 가벼운 발적만 있었다'에서 급성 편도염이나 편도주위농양에 의한 기도 협착은 아니라는 것을 알 수 있으며, 후두파이버스코프를 사용해 급성 후두개염 등과 감별할 필요가 있다.

04
정답 ⑤
해설
▶ 최신임상이비인후과학 P. 227
• 부종을 수반하며 급속히 진행된 후두개의 염증으로 신속히 기도를 확보하지 않으면 질식할 우려가 있다.

05

3일 전부터 감기 증세 있던 4세 소아가 밤에 자던 중 갑자기 39도의 고혈과 호흡곤란이 발생하여 응급실로 내원하였다. 환아는 주로 앉아있으려 하고 입을 벌리고 침을 흘리며 목을 과신전시키고 있었다. 이 환아에서 응급으로 시행하는 검사들의 조합으로 알맞은 것은?

> 가. 흉부 방사선 검사
> 나. 혈액 검사
> 다. 경부 측면 X-ray
> 라. direct laryngoscopy

① 가, 나, 다   ② 가, 다   ③ 나, 라

④ 라   ⑤ 가, 나, 다, 라

05
정답 ①
해설
▶ 최신임상이비인후과학 P. 227
급성 후두개염 환아에서 구강이나 후두를 보기 위한 조작 시 기도 폐쇄와 후두 강직 초래 할 수 있어 피해야 한다.

06

34세 여성이 목소리가 쉬어서 병원에 왔다. 호흡곤란은 없지만 가끔 숨이 차서 수업을 하지 못하는 경우가 있다고 한다. 음성검사에서는 최장발성 지속시간 4초, 기본주파수의 난조가 심하다. 이 환자에게 가장 고려되는 질환은 어느 것인가?

① 성대결절   ② 성문상암   ③ 성문하협착

④ 후두개염   ⑤ 일측성 반회신경마비

06
정답 ⑤
해설
▶ 최신임상이비인후과학 P. 231
• 일측성 반회신경마비는 성문폐쇄부전을 일으키기 때문에 쉰 목소리를 내고 발성 지속시간이 단축되며 기본주파수에 난조를 보인다.
• 최장 발성 지속시간은 한국남자는 평균 30.5초, 여자는 19.1초이다.

07

반회신경에 대해 바르게 설명한 것은 어느 것인가?

> 가. 설인신경의 분지이다.
> 나. 기관과 식도 사이를 상행하여 인두에 들어간다.
> 다. 후두의 지각을 담당하고 있다.
> 라. 왼쪽이 오른쪽보다 길다.

① 가, 나, 다   ② 가, 다   ③ 나, 라

④ 라   ⑤ 가, 나, 다, 라

07

정답 ③

해설

▶ 최신임상이비인후과학 P. 208, 231

• 반회신경은 미주신경의 분지이다.

• 후두의 지각은 상후두신경이 담당한다.

08

후두외상에 대해 바르게 설명한 것은 어느 것인가?

> 가. 갑상연골 골절을 수반하는 경우가 많다.
> 나. 기관 내 삽관은 금기이다.
> 다. 피하기종을 수반하는 경우가 많다.
> 라. 기관절개는 갑상선 상부에서 한다.

① 가, 나, 다   ② 가, 다   ③ 나, 라

④ 라   ⑤ 가, 나, 다, 라

08

정답 ②

해설

▶ 최신임상이비인후과학 P. 232

• 후두의 앞벽은 대부분 갑상연골로 덮여 있기 때문에 후두외상일 경우 갑상연골 골절이 수반되는 경우가 많다.

• 기관 손상에 의해 air leakage(공기샘)이 생기고 피하기종을 만든다.

09

45세 남성. 1년 전부터 쉰 목소리가 나오더니 점차 심해져 병원에
왔다. 통증은 없으며 경부림프절 종창도 없다. 흡연은 하지 않는다.
다음은 이환자의 후두직경경사진이다. 가장 고려되는 질환은 어느
것인가?

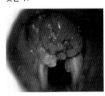

① 성대폴립   ② 성대결절   ③ 폴립양성대

④ 후두백반증   ⑤ 후두유두종

09
정답 ⑤
해설
▶ 최신임상이비인후과학 P. 233
성문상부를 중심으로 유두상으로 발육한
종류를 볼 수 있다.

10

호흡곤란과 애성(hoarseness)이 있는 3세 남아에게 실시한 후두
내시경검사로 아래와 같이 양측 진성대에서 다발성 유두종이 관
찰되었다. 가장 좋은 치료법은?

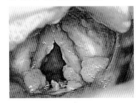

① 관찰(observation)

② 스테로이드(Steroid) 투여

③ 기관지절개술(tracheostomy)

④ 레이저 후두수술(laser laryngomicrosurgery)

⑤ 후두절개술(laryngofissure)

10
정답 ④
해설
▶ 최신임상이비인후과학 P. 233
: 후두의 양성 종양 중 가장 흔함. 소아형과
성인형이 있음
1) 원인 : HPV 제 6, 11형
2) 증상 : 초기에는 애성 → 넓게 분포 시
진행성 호흡곤란
3) 치료

소아형	• 다발성이며 재발이 많아 레이저를 사용한 후두 미세수술(00)로 반복적 종양 제거 요함 • 약물치료로 인터페론, 항암제 등도 사용되나 근본적인 치료는 되지 않는다. • 나이 들며 재발률은 줄어든다.
성인형	• 수차례의 제거로 완치될 수 있다.

현재 후두 유두종의 가장 주된 치료는 수
술로 겸자, 냉동수술, 레이저 등을 이용한
후두 미세수술이다. 이중 CO_2레이저는 직
접적인 접촉없이 출혈이나 성대의 손상을
최소화하면서 정확한 수술이 가능하고 재
발을 지연시키는 효과가 있어 가장 많이 이
용된다.

11

태권도장과 웅변도장에 다니고 있는 7세 남자아이가 목이 쉬어 내원하였다. 검사 결과 양측 진성대의 전면에 작은 결절이 관찰되었다. 이 환자에게 적당한 치료는 무엇인가?

① 경구항생제

② 제산제, H2-blocker

③ 언어 치료, 경과 관찰

④ 후두 미세수술

⑤ 결절 생검

11

정답 ③

해설

지속적인 음성남용이나 무리한 발성에 의해 생긴 성대결절(vocal nodule)로 음성치료 등의 보존적 치료를 수술보다 우선적으로 시행해야 하며, 특히 소아의 경우 원칙적으로 수술을 시행하지 않는다.

* 성대결절의 치료
• 보존적 치료 : 성대의 충분한 가습, 음성휴식, 음성 치료(음성 치료로 80% 이상 증상 호전)
• 수술적 치료(후두미세수술) : 3개월 이상의 보존적 치료에도 음성 장애 있는 경우

12

29세 여성. 수영교실 지도원으로 근무를 시작한 뒤 3개월경부터 쉰 목소리가 나왔다. 처음에는 근무를 쉬고 다음 날이면 원래 목소리로 돌아왔는데, 최근에는 그마저도 되지 않아 병원에 왔다. 후두경 검사에서 양쪽 성대 앞쪽의 1/3 부분에 결절성 융기가 보였다. 이 환자에 대한 치료로 적절한 것은 어느 것인가?

① 기관 절개   ② 고압산소요법   ③ 후두미세수술

④ 성상신경절블록   ⑤ 방사선요법

12

정답 ③

해설

▶ 최신임상이비인후과학 P. 230

수영교실 지도원이라는 것에서 성대를 혹사하여 성대에 병변이 생겼다는 것을 알 수 있다. 양쪽 성대 앞쪽의 1/3 부분에 결절성 융기가 보인다는 것으로 성대결절로 진단할 수 있다. 치료법은 성대결절을 외과적으로 절제하는 것이며, 후두경을 삽입하여 현미경 하에서 하는 후두미세수술이 실시된다.

13

성대폴립에 대해 바르게 설명한 것은 어느 것인가?

① 통증이 수반된다.

② 성대운동에 장해가 생긴다.

③ 호발부위는 성대 뒤쪽이다.

④ 전암병변이다.

⑤ 음성치료(언어치료)를 한다.

13

정답 ⑤

해설

▶ 최신임상이비인후과학 P. 230

음성치료(언어치료)로 개선되지 않을 경우 수술을 한다.

14

49세 여성. 4개월 전부터 사성(쉰 목소리)이 나더니 점차 더 심해져서 병원에 왔다. 후두경검사에서는 오른쪽 성대에 부종상의 종류가 있었고 호흡과 함께 진자처럼 위아래로 움직인다. 성대마비는 없다. 이 환자에 대한 치료로 적절한 것은 어느 것인가?

① 기관 절개   ② 후두미세수술   ③ 후두전적출술
④ 방사선요법   ⑤ 항종양화학요법

14
정답 ②
해설
▶ 최신임상이비인후과학 P. 230
오른쪽 성대에 부종상의 종류가 있고 진자처럼 움직인다는 것으로 보아 성대폴립으로 진단할 수 있다. 치료법은 후두미세수술에 의한 절제이다.

15

42세 여성이 약 20년간 흡연·음주 해왔다고 한다. 2년 전부터 쉰 목소리가 나오더니 증상의 경감과 악화가 반복했다. 기침, 혈담, 연하장해는 없지만 가끔 숨이 가쁘다고 말한다. 음성은 매우 저음이지만 발성지속시간은 정상이다. 이 환자에게 가장 고려되는 질환은 어느 것인가?

① 경련성 발성장해   ② 반회신경마비
③ 결절성 성대염   ④ 폴립양 성대

15
정답 ④
해설
▶ 최신임상이비인후과학 P. 244
쉰 목소리를 내는 질환이며 숨이 가쁜 경우도 있다. 연령 면에서도 일치한다.

16

기관절개의 적응대상이 되는 것은 어느 것인가?

① 설인신경 마비   ② 양측 반회신경 마비   ③ 성대결절
④ 편도주위농양   ⑤ 상인두종양

16
정답 ②
해설
▶ 최신임상이비인후과학 P. 244

17
긴급기관절개를 고려해야 하는 질환은 어느 것인가?

> 가. 후두개염
> 나. 성대폴립
> 다. 기관지이물증
> 라. 약물 아나필락시
> 마. 후두열상(열기흡인)

① 가, 나, 다   ② 가, 나, 마   ③ 가, 라, 마

④ 나, 다, 마   ⑤ 다, 라, 마

17
정답 ③
해설
▶ 최신임상이비인후과학 P. 244
• 성대폴립은 쉰 목소리를 나게는 하지만 호흡곤란을 일으키지는 않는다.
• 기관지이물은 이물에 의해 기관지가 폐색되어 호흡부전을 일으킨다 해도 그보다 상부의 기도 확보인 기관절개는 의미가 없다.

18
기관 절개에 대해 바르게 설명한 것은 어느 것인가?

> 가. 제2기관연골륜 이하의 높이에서 한다.
> 나. 소아의 경우는 가급적 피한다.
> 다. 기관 내 삽관이 2주 이상 계속될 때에 한다.
> 라. 습도 보급이 불충분하면 무기폐가 일어나기 쉽다.

① 가, 나, 다   ② 가, 다   ③ 나, 라

④ 라   ⑤ 가, 나, 다, 라

18
정답 ①
해설
▶ 최신임상이비인후과학 P. 244
• 흡기 시 가습기능이 없어지기 때문에 습도 보급을 충분히 해준다.
• 기관 내 삽관은 2주 정도 가능하며 그보다 장기간이 될 경우 적응대상이 된다.

19

54세 여자가 뇌졸중으로 입원하였다. 의식이 있으나 객담배출을 못하고 호흡이 어려워 기관절개술을 하고자 한다. 설명 중 옳은 것은?

> 가. 의식이 있는 경우 전신마취를 해야 한다.
> 나. 피부 절개는 윤상 연골과 갑상 연골 사이에 수평으로 한다.
> 다. 기관절개관은 수술 후 첫 24시간이 지나야 교환해 주어야 한다.
> 라. 관(tube)삽입 부위는 제 2~4기관 윤(tracheal ring)이다.

① 가, 나, 다   ② 가, 다   ③ 나, 라
④ 라   ⑤ 가, 나, 다, 라

19
정답 ④
해설
▶ 최신임상이비인후과학 P. 244
내관(inner cannula)은 처음 2~3일간은 1~2시간마다 꺼내어 소독하여 마른 점액이나 기도 배출물에 의한 튜브의 폐쇄를 방지한다.
가. 가능한 전신마취 하에 수술하는 것이 좋으나, 기도폐쇄가 심해 위험한 경우는 삽관이 어려울 뿐만 아니라 출혈 등으로 심한 호흡부전 초래 가능 → 따라서 이 환자의 경우 국소마취 하에서 시행하는 것이 바람직
나. 피부절개 성인의 경우 윤상연골과 흉골상와 사이의 중간에 수평절개를 가한다. 소아의 경우는 수평 또는 수직절개 모두 시행할 수 있지만 일반적으로 수직절개가 더 선호되기도 한다(갑상연골과 윤상연골 사이는 cricothyroidotomy 시행 시 절개부위임).
다. 기관절개관은 수술 후 첫 2~3일 간은 제거해서는 안 된다(2~5일에 permanent tract가 형성되는데 이전에 튜브를 교환 시 재삽관시 기관의 개구부를 찾지 못하게 될 수 있다).

20

기관 절개의 술식에 대해 바르게 설명한 것은 어느 것인가?

> 가. 피부 절개는 세로절개이든 가로절개이든 상관없다.
> 나. 카뉼레 발거곤란증을 예방하기 위해 윤상연골 부위를 절개한다.
> 다. 피하기종을 일으키는 경우가 있으므로 피부봉합을 너무 꼼꼼히 하지 않는다.
> 라. 출혈을 피하기 위해 갑상선 옆쪽을 우회하여 기관에 이르게 한다.

① 가, 나, 다   ② 가, 다   ③ 나, 라
④ 라   ⑤ 가, 나, 다, 라

20
정답 ②
해설
▶ 최신임상이비인후과학 P. 244
• 기관 카뉼레 발거곤란증을 일으키지 않도록 하기 위해서는 윤상연골을 손상하지 않는 것이 중요하다.
• 출혈은 정중앙에 있는 갑상선 협부를 얼마나 잘 처치하느냐가 중요하며, 갑상선 옆쪽은 대혈관과 반회신경이 있으므로 위험하다.

21

다음 중 (윤상갑상연골절개술) cricothyroidotomy의 위치는?

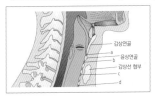

- 갑상연골
- a
- 윤상연골
- b
- 갑상선 협부
- c
- d

① a

② b

③ c

④ d

22-1

다음 중 cricothyroidotomy를 시행하는 위치는?

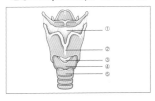

- ①
- ②
- ③
- ④
- ⑤

21

정답 ①

해설

▶ 최신임상이비인후과학 P. 244

cricothyroid membrane에서 시행한다.

a. 윤상갑상막절개술(cricothyroidotomy) :
   갑상연골과 윤상연골 사이에 시행

b. 상기관절개술(upper tracheostomy) :
   첫 번째 기관륜을 절개

c. 중기관절개술(middle tracheostomy) :
   갑상선 협부를 절개 분리한 후 2~3번
   째 기관륜에 시행

d. 하기관절개술(low tracheostomy) : 4번
   째 기관륜을 절개

22-1

정답 ③

해설

cricothyroid membrane에서 시행한다.

22-2

응급 윤상갑상절개(Cricothyroidotomy)로 확보한 기도의 올바른 처치는?

① 삽관을 그대로 유지한다

② 삽관 통로가 형성될 때까지 2일간 기다린 후 double cannula로 교환한다.

③ double cannula로 즉시 교환한다.

④ 기관 절개술을 시행한다

⑤ 경구강 기관 삽관을 한다.

22-2

정답 ④

해설

후에 후두 협착이 올 수 있어 가급적 24시간 이내에 정상적인 기관절개술을 시행하여야 합니다.

23

갑상설관의 잔유물에 의한 것은 어느 것인가?

① 경부피양낭포　② 갑상설관낭종　③ 측경낭포

④ 단순성 갑상선종　⑤ 선종양갑상선종

23

정답 ②

해설

▶ 최신임상이비인후과학 P. 251

정중경낭포는 갑상설관의 잔유물에 의한 병변이다.

24

13세 남자. 경부종류를 지적받아 병원에 왔다. 다음은 수진 시의 경부사진과 경부조영CT를 나타낸 것이다. 이 환자의 적절한 진단은 어느 것인가?

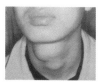 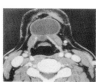

① 혈관종　② 두꺼비종　③ 갑상설관낭종

④ 갑상선종　⑤ 신경초종

24

정답 ③

해설

▶ 최신임상이비인후과학 P. 256

• 경부 정중앙에서 거의 갑상연골과 설골 사이에 위치한 피하종류가 있다.

• 갑상연골 높이에서 내부가 조영되지 않는 균일한 농도의 종류영이 보인다.

25

갑상설관낭종에 대한 설명으로 옳은 것은 어느 것인가?

> 가. 갑상설관 잔유성 낭포이다.
> 나. 제2새열의 발생이상이다.
> 다. 호발부위는 설골 레벨이다.
> 라. 병리조직학적으로는 피양낭포이다.

① 가, 나, 다   ② 가, 다   ③ 나, 라

④ 라   ⑤ 가, 나, 다, 라

25
정답 ②
해설
▶ 최신임상이비인후과학 P. 251
갑상설관낭종은 갑상설관의 잔유물이다.
전경부 정중선상에서 설골 아래부터 새성
기관의 잔유물에 도출관이 결여되어 있어
낭포를 형성한 것이며, 그 안에는 수성 점
액성 액이 고여 있다.

26

후두 적출 후의 발성법에 대해 바르게 설명한 것은 어느 것인가?

> 가. 인공후두에 의한 발성은 많은 연습을 요한다.
> 나. 인공후두에 의한 소리는 억양이 있어서 우수하다.
> 다. 식도 발성은 위에 차있던 공기를 뱉어내면서 발성한다.
> 라. 식도 발성이 보다 자연스럽고 명료도도 높다.

① 가, 나, 다   ② 가, 다   ③ 나, 라

④ 라   ⑤ 가, 나, 다, 라

26
정답 ④
해설
▶ 최신임상이비인후과학 P. 236
• 인공후두는 피리, 전기에 의해 원음을 만
들어 말을 한다(구음). 습득은 용이하다.
• 억양은 어떤 리허빌리테이션법이든 좋지
않지만 식도발성이 가장 뛰어나다.
• 식도발성은 식도에 차있는 공기로 트림
을 하며 발성한다.
• 식도발성은 연습에 노력을 요하지만 명
료도는 좋다.

27

후두전적출술 후의 리허빌리테이션에서 가장 유용한 것은 어느 것인가?

① 물리치료   ② 작업치료   ③ 식도발성훈련

④ 연하훈련   ⑤ 생활기술훈련

27
정답 ③
해설
▶ 최신임상이비인후과학 P. 236
• 후두전적출술은 발성기능 상실이라는 중
대한 합병증이 일어나기 때문에 이후의
음성 리허빌리테이션이 필요하다.

POWER 이비인후과

28

환자의 경부조영 CT와 수술 시 적출물의 후벽절개표본(화살표는 병변부)을 나타낸 것이다. 이 환자의 술전 증상으로 고려되는 것은 어느 것인가?

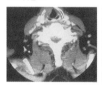

> 가. 오연
> 나. 애성
> 다. 호흡곤란
> 라. 연하장애

① 가, 나, 다 ② 가, 다 ③ 나, 라
④ 라 ⑤ 가, 나, 다, 라

29

53세 남성. 1개월 전부터 양쪽 경부에 가동성이 있는 림프절이 만져져 병원에 왔다. 간접후두경검사에서 우측가성대와 후두개후면부터 전면, 후두개곡에 이르는 종양을 발견했다. 성대는 정상이며 원격전이는 없다. 조직진단은 편평상피암이었다. TNM 분류는 어느 것인가?

① T1bN1M0 ② T1bN2M0 ③ T2N2M0
④ T3N2M0 ⑤ T4N2M0

28
정답 ①
해설
▶ 최신임상이비인후과학 P. 236
• 후두진행암의 술전 증상을 생각한다.
• 연하장애는 주로 구강 내 질환에 의해 일어나기 때문에 후두암으로 진행되는 경우가 별로 없다. 개구장애는 구강 내 이상으로 생기므로 관련이 없다

29
정답 ③
해설
▶ 최신임상이비인후과학 P. 236
*성문 상부의 TNM 분류
T : 원발병소
T1 : 성문 상부의 1아부위에 국한되며 성대운동은 정상
T2 : 성문상부의 인접아부위, 성문부, 성문하부의 인접아부위의 점막 침윤을 볼 수 있지만 성대의 고정은 없음
T3 : 성대 고정은 있지만 후두 내로 국한됨
T4 : 갑상연골을 파괴하여 후두 외로 진전
N : 경부림프절
N0 : 림프절을 만질 수 없다.
N1 : 같은 쪽에 1개의 림프절(최대지름 3 cm 이하)을 만질 수 있다.
N2 : 다음과 같이 분류된다.
N2a: 같은 쪽 1개의 림프절(최대지름 3 cm 이상 6 cm 이하)
N2b: 같은 쪽에 다발한 림프절(최대지름 6 cm 이하)
N2c: 양쪽 또는 반대쪽의 림프절(최대지름 3 cm 이상 6 cm 이하)
N3 : 최대지름 6 cm 이상의 림프절
M : 원격전이
M0 : 원격전이를 보이지 않는다.
M1 : 원격전이를 볼 수 있다.